TRÉSOR DE LA VIE,

ou

PROCÉDÉS DE MÉDECINE ESSENTIELS

À LA PORTÉE ET À L'USAGE DE TOUT LE MONDE,

Pour entretenir la santé, la rétablir quand elle est intervertie, prolonger la durée de la vie.

> « Quelle est la bonne mère de famille, et
> » quelles sont les personnes sensées qui ne
> » s'empressent de se mettre en possession
> » d'un exemplaire du *Trésor de la Vie*,
> » puisqu'il a pour objet, universellement
> » intéressant, la santé, sans laquelle on ne
> » peut jouir des dons de la fortune, des hon-
> » neurs et des plaisirs ? »

PAR M. P. LE PELLETIER,

Chirurgien-Accoucheur et Médecin-Consultant, auteur de plusieurs
Ouvrages relatifs à l'art de guérir, etc.

NOUVELLE ÉDITION.

PARIS.

L'AUTEUR, place de l'École, n° 4;
IMPRIMANT père, libraire, rue de Seine, n° 8;
MONGIE aîné, boulevard des Italiens, n° 10;
LADVOCAT et PONTHIEU, libraires, Palais-Royal.
Tous les principaux libraires.

1827.

AVIS.

REMARQUE.

L'Auteur du présent ouvrage est le doyen des directeurs des bureaux de Consultation médicale, établis à Paris.

Les malades qui, voulant le consulter personnellement, ne le rencontreroient pas à son cabinet, place de l'École, n° 4, s'adresseront en sa maison, rue de la Fontaine, n° 1, en entrant par la rue d'Orléans, entre Sainte-Pélagie et le jardin du Roi. (*Voyez*, page 36, *l'Avis aux personnes des deux sexes*).

TRÉSOR DE LA VIE.

IDÉE DE LA SANTÉ ET DE SES AVANTAGES.

LA santé consiste dans la libre, agréable et raisonnable jouissance des facultés données par l'ÊTRE-SUPRÊME aux humains.

Avec *Hérophile*, je répète AUX GRANDS DE LA TERRE : *Tout le savoir et tous les biens terrestres ne sont rien sans la santé.*

AUX PEUPLES je représente qu'avec la santé, les infortunés peuvent travailler, gagner leur subsistance, vivre joyeusement, et trouver le bonheur dans une honnête et suffisante médiocrité ; que même, avec de l'ordre et de l'économie, ils acquièrent finalement les dons et les jouissances de la fortune.

La santé est donc le trésor de la vie, d'où découle la prospérité, la félicité. Elle embellit et charme d'autant mieux l'existence, qu'elle a pour support le mouvement en bon air, la propreté et la tempérance.

Privé de ce don céleste, soit par nos erreurs, par notre incurie, ou par nos vices, l'existence est un état de souffrance et souvent de désespoir. La santé doit donc être le premier objet des soins de l'homme, et l'engager à étudier ce qui lui est propice pour savoir se bien conduire, à l'effet de l'entretenir et de prolonger la durée de la vie. Conséquemment, le présent ouvrage offre aux personnes des deux sexes la voie la plus directe pour atteindre ce but, universellement intéressant, dans la réunion et l'exposition des maximes, des conseils d'hygiène et des ordonnances, concernant les *remèdes essentiels*, contre les maux les plus fréquens, avec la manière facile de se les administrer soi-même [1].

[1] La matière de la présente édition est prise de *l'Art de prolonger la durée de la vie*, du *Répertoire des amis de la santé*, de *l'Appel à l'intérêt le plus précieux*, etc., dont les articles les plus intéressans ont été refondus, mis dans un meilleur ordre et sous un format plus petit, pour la commodité des lecteurs qui n'aiment pas l'embarras des gros livres.

APERÇU SUR L'EMPIRISME,

ET

DISTINCTION D'UN EMPIRIQUE A UN CHARLATAN.

L'EMPIRISME est une secte fameuse en médecine. Elle a créé la face de cet art, et modifié les méthodes de traitement dans les maladies : elle a ses nombreux partisans parmi les praticiens de tous les siècles ; car l'efficacité positive de l'art de guérir est dans la clarté et la simplicité de ses maximes, en même temps que dans la facile application de ses procédés médicinaux, qui sont d'autant plus dignes de la confiance universelle, que leurs vertus sont prouvées par l'expérience.

La médecine empirique est évidemment la bonne médecine, parce qu'elle n'admet que les remèdes expérimentés durant la succession des siècles qui se sont écoulés depuis son antique origine. Pour acquérir des données certaines, la médecine empirique fut inévitablement polypharmaque lors de sa naissance ; mais, depuis que des expériences innombrables l'ont suffisamment éclairée, elle est devenue éclectique : dès lors elle n'a recours qu'aux médicamens simples et d'un emploi facile.

« La médecine empirique est la seule utile » à l'homme. Le problème n'est pas d'expli- » quer les maladies, mais bien de les guérir. » (*Grand Dictionnaire des Sciences Médicales*, tom. XXIX, pag. 558.)

Le vulgaire confond ou assimile l'empirique avec le charlatan, quoiqu'il n'y ait aucun rapport ni aucune ressemblance entre eux. C'est une erreur grossière dont le vulgaire doit purger son entendement, pourquoi nous lui donnons l'explication suivante :

1°. Le nom de charlatan ne peut s'entendre que du malhonnête homme qui n'a d'autre guide que son impudence, et d'autre but que de faire des dupes. Ainsi la qualification de charlatan peut s'adresser, sans exception d'état ou de profession, à tous les individus qui exercent avec cupidité et mauvaise foi.

2°. Bien au contraire, un empirique est un homme probe, instruit et bienveillant, guidé

par la volonté du bien, l'expérience et la raison ; choisissant, découvrant dans l'occur-
rence, adoptant et recueillant avec discerne-
ment tout ce qui est bon et utile à la société
en général, et particulièrement aux malades
qui requièrent ses conseils, lesquels sont d'autant plus salutaires, que ce médecin empirique,
médecin par excellence, ordonne, prépare et
administre sciemment de véritables remèdes,
lorsqu'il n'est pas appelé trop tard, et que la
guérison est encore possible.

JUGEMENT

CONTRE

UN USAGE MODERNE QUI FRUSTRE LES MALADES DE L'EFFICACITÉ QU'ILS ATTENDENT DES MÉDICAMENS.

Un usage blâmable, réprouvé par le sens
commun, fait souffrir, au grand désavantage
des malades, que la plupart des médecins de
nos jours négligent de préparer eux-mêmes les
médicamens qu'ils prescrivent, comme le faisoient sagement les anciens médecins, à l'ins-

tar du père de la médecine, le célèbre Hippocrate.

En effet, un loyal médecin ne peut, sans
manquer à son devoir, sans exposer ses malades à des dangers, se dispenser de confec-
tionner lui-même les remèdes qu'il prescrit, afin
de pouvoir compter sûrement sur leurs vertus.

Sont donc bien sots ou de bien mauvaise foi
ceux qui disent que le médecin qui prépare les
remèdes est un charlatan ; car il est de fait que
les médecins qui, sous le spécieux prétexte de
l'usage vulgaire (*insensé*) du temps présent,
abandonnent la composition des remèdes à
des mercenaires, commettent une grande et
dangereuse imprudence, sinon une atroce
inhumanité.

Que sert d'être titré docteur, si ce n'est
pour pratiquer loyalement la médecine dans
sa plénitude, puisque c'est la méthode que
l'expérience a de tout temps montrée la plus
propice à l'humanité souffrante ?

« Jusqu'au douzième siècle, les médecins
» préparoient eux-mêmes les médicamens,
» comme Hippocrate l'avoit fait, comme Ga-
» lien le faisoit lui-même en son officine à

» ;Rome. » (VIREY, docteur-médecin, *Grand Dictionnaire des Sciences Médicales*, t. XI, pages 173 et 174.)

————

« Chez les Égyptiens, les Grecs et les Ro-
» mains, l'art de guérir comprenoit tous les
» moyens externes et internes. La chirurgie et
» la pharmacie se confondoient avec la méde-
» cine. » (CADET DE GASSICOURT, *Grand Dictionnaire des Sciences Médicales*, t. XLI,
pag. 206.)

————

« La médecine, la chirurgie et la pharmacie
» doivent être considérées comme trois élé-
» mens d'une science unique, comme trois auxi-
» liaires qui ne peuvent exister l'un sans l'autre,
» comme trois tiers d'un même tout. » (M. LAN-
THOIS, docteur-médecin, *Discours sur l'Histoire de la Médecine*, pag. 75.)

————

« Chez les anciens, les médecins faisoient
» eux-mêmes la pharmacie.

» En Chine, les médecins ont le même
» usage. » (CADET DE GASSICOURT, *Grand Dictionnaire des Sciences Médicales*, tom. II,
pag. 248.)

————

« L'arbre de la science, qui du sein d'Épidaure,
» Va répandre ses fruits du couchant à l'aurore,
» Croît sur un tronc unique, et ses rameaux sacrés
» En des faisceaux épars ne sont point séparés.
» La nature, en formant leur antique alliance,
» A dans leur union placé la bienfaisance. »
(*Médecine vengée*, fin du IIIe chant, édit. de 1819.)

————

« La Science qui apprend à connoître et à
» traiter les maladies, offre un tout indivisible;
» l'alliage de la diététique, de la chirurgie et
» de la pharmacie, indispensable dans l'ensei-
» gnement, est inévitable dans la pratique. »
(A. RICHERAND, professeur de la Faculté de
médecine de Paris, *Génie de l'Art*, p. 30.)

————

» Les premiers qui consacrèrent leurs veilles
» et leurs travaux au soulagement de l'huma-

» nité souffrante, s'occupoient également de la
» connoissance des maladies, de la préparation
» des remèdes et de leur application. » (A.
Baumé, *Introduction aux élémens de pharmacie*, 7e édition, pag. 1.)

« Pour être assuré de bien guérir ses ma-
» lades, tout praticien qui a leur santé à cœur
» et qui n'administre pas des remèdes au hasard,
» ne doit jamais faire usage d'aucune prépara-
» tion ou composition qu'il n'ait pas préparée
» lui-même. » (F. Swédiaur, docteur-médecin,
Traité des Maladies, tom. II, pag. 351.)

Nonobstant les citations irréfragables ci-dessus exposées, ceux qui veulent obstinément taire
ou déguiser la vérité qui les contrarie, objecte-
ront insidieusement, que les médecins ne pourroient suffire aux besoins des malades, s'ils cu-
muloient les travaux pharmaceutiques avec les
autres fonctions également inhérentes à la pratique de la médecine.

La réponse victorieuse de ce sophisme est,
qu'en réduisant le manuel de la pharmacie aux

objets véritablement utiles aux malades, ce travail sera facile à cumuler avec les autres fonctions dont l'ensemble constitue les devoirs des médecins, parce que tout est lié dans l'exercice de l'art de guérir, comme dans le corps humain les fonctions des organes dont l'accord constitue la santé et la vie.

Au surplus, ce n'est nullement la multiplicité, la confusion ou les complications monstrueuses et dispendieuses des drogues, qui rendent le traitement des malades plus efficace.

« Le luxe des médicamens est inutile pour le » but principal de l'art, lequel, à proprement » parler, n'a besoin que d'une trentaine de » remèdes. » (F. E. FODÉRÉ, *Grand Diction- naire des Sciences Médicales*, tom. XXVI, p. 552.)

————

« Le luxe des pharmacies est une véritable » peste des malades, contre laquelle ils ont à » lutter autant que contre le mal. » (F. E. Fo- DÉRÉ, *Grand Dictionnaire des Sciences Médicales*, tom. XXVI, p. 473.)

————

« Un médecin, dans l'exercice de sa profession,
» n'emploie pas une grande quantité de moyens
» pharmaceutiques ; il ne met pas à contribution
» toutes les richesses de nos matières médicales ; mais
» il s'habitue insensiblement à toujours recourir à
» un petit nombre de médicamens choisis qui lui
» suffisent dans la pratique de son art pour susciter
» tous les effets immédiats et remplir toutes les in-
» dications qui se présentent. » (BARBIER, *Grand
Dictionnaire des Sciences Médicales*, t. XVI, p. 474.)

On ne se figure pas assez combien la médecine peut être résumée et réduite au nécessaire.
Le fait suivant mettra mes lecteurs à même
d'apprécier cette vérité sur laquelle je me propose de revenir dans le cours du présent ouvrage. (*Voyez* pag. 39 et 101.)

Pendant cinq ans, dit le docteur F. E. Fodéré, les malades affluoient à l'hôpital de
Martigues, et l'on étoit d'une pauvreté extrême.
Je me mis à rechercher jusqu'à quel point l'on
pouvoit se passer de remèdes, et je parvins à
réduire la dépense en ce genre à 600 fr. par an.
pour trente-six mille trois cents malades ; ce
qui fait trente-trois sous pour cent malades par

jour, pas tout-à-fait deux centimes par malade. A mon départ, le maire et les administrateurs écrivirent au préfet que *jamais ils n'avoient eu autant de malades, qu'ils n'avoient jamais eu si peu de morts, ni employé si peu de remèdes.* (Voy. t. XXVI du *Grand Dictionnaire des Sciences Médicales.* p. 473.)

De ce qui précède, toutes personnes raisonnables concluront avec moi que le VRAI SAGE, qui exerce consciencieusement la médecine, s'occupe également de la connoissance des maux, de la préparation des remèdes et de leur administration. Son esprit et ses mains, en un mot, toutes ses facultés concourent simultanément aux actes consolateurs, secourables et salutaires de l'art de guérir, pratiqué dans sa plénitude, suivant son aptitude à traiter les maladies internes, sa dextérité à pratiquer les opérations, et la profondeur ou la mesure de ses connoissances [1].

---

[1] Certainement le médecin qui se consacre ainsi bénévolement à tout ce qui peut contribuer au soulagement et à la conservation de l'homme ne déroge point. Les critiques qui disent le contraire font évidemment profession d'absurdité et de sottise.

RÉGIME

ou

RÈGLE A OBSERVER DANS LA MANIÈRE DE VIVRE PAR RAPPORT A LA SANTÉ.

Le régime, dit le docteur G. BUCHAN, paroît avoir donné la première idée de la médecine. Les ordonnances des anciens médecins se bornoient presque toujours aux alimens, et même en général ils les administroient eux-mêmes.

Le même docteur ajoute, page 118 de la Médecine domestique : On met encore en question si les remèdes sont plus utiles au genre humain qu'ils ne lui sont nuisibles, tandis que tout le monde convient de la nécessité et de l'importance du régime dans les maladies.

Le savant Arbuthnot et le célèbre Uxam, sont d'avis que la partie diététique de la médecine est la méthode la plus naturelle de guérir les maladies.

Le régime de vivre consiste dans le choix

prudent et l'usage raisonnable de ce qui peut être avantageux au corps, pour entretenir la santé, et la rétablir lorsqu'elle est intervertie.

Pour arriver le plus directement à ce but important, il faut se livrer à un exercice doux, se tenir propre du corps et dans ses vêtemens, rechercher et respirer un air libre et pur, soit en promenade, ou renouvelé plusieurs fois par jour dans les lieux qu'on habite.

Il est essentiel d'appliquer son attention à conserver l'intégrité de sa digestion, en mangeant modérément des alimens choisis, analogues aux besoins et aux forces de son estomac et à l'état où l'on se trouve. En général, les substances nourricières les plus simples et les boissons les plus douces sont les plus salutaires.

Il faut s'abriter contre la froidure et se garantir du trop de chaleur ; car le froid débilite et paralyse les élémens de la vie, et la trop grande chaleur en exalte les principes et la consume rapidement : il faut donc se procurer une température moyenne en rapport avec son idiosyncratie (*son tempérament.*)

Il faut éviter et s'abstenir de la colère ; son effet est celui d'une tempête qui ravage et détruit. La colère trouble et bouleverse toutes les fonctions des organes ; c'est un état *honteux* de violente démence (*de folie*), qui laisse bien souvent des traces indélébiles et déplorables.

Il faut maîtriser ses passions au point de n'en conserver que le stimulus léger propre à garantir de la froide indifférence et de l'inertie : conséquemment on usera rarement et avec retenue de la volupté, parce qu'elle irrite l'appareil sensitif, épuise les facultés vitales, porte le trouble dans la circulation, appauvrit le sang et les humeurs qui en émanent, d'où découlent les maladies les plus dangereuses.

Enfin, l'habitude de la tempérance, de la propreté et de la chasteté dans la conduite de la vie, est le vrai préservatif du mal.

Non seulement pour conserver la santé, mais plus encore quand on est malade, afin de la rétablir, le régime demande beaucoup de soins et d'exactitude. C'est souvent pour avoir enfreint les règles à cet égard, que le mal devient dangereux, difficile à guérir, et même, dans beaucoup de cas, mortel. (*Voy.* pag. 100 et suivantes, l'article *Traitement et remède dépuratoire suprême*, etc.)

J'établis trois espèces de régime, dit ALEXAN-
DRE POUCENS, docteur-médecin, pages 621 et
suivantes, de son *Dictionnaire de Médecine-
Pratique*, qu'on peut modifier ensuite relativement à la nature de l'affection, aux habitudes, à l'âge, au sexe, au tempérament du
malade, à la saison, au climat, etc. : 1° le
régime ténu, ou des maladies aiguës ; 2° le régime adoucissant, rafraîchissant ; 3° le régime
tonique, analeptique, propre aux maladies
chroniques.

1°. RÉGIME TÉNU, OU DES MALADIES AIGUES.
C'est principalement dans les maladies aiguës,
ou qui s'accompagnent d'une forte fièvre, que
ce régime est un objet essentiel. Dès qu'un
malade est pris d'une fièvre aiguë, continue
ou rémittente, il doit être mis à l'usage d'une
tisane appropriée ; il doit rester dans son lit,
médiocrement couvert, couché sur des mate-
las, et non sur une couette ; car la chaleur
que donne la plume est très-fâcheuse pour les
fiévreux. Il faut avoir soin que la chaleur de la
chambre ne soit pas trop forte, qu'il y ait le
moins de monde, qu'on y fasse le moins de
bruit possible, que personne ne parle au ma-

lade sans nécessité. Il n'y a rien qui augmente plus la fièvre et fasse plus rêver que trop de personnes dans la chambre, et surtout au lit ; elles gâtent l'air, et fatiguent le malade par la variété de leurs propos ou leurs questions indiscrètes Le malade ne doit pas être exposé à une lumière trop vive. Quand il a été à la selle ou qu'il a uriné, il faut emporter aussitôt ses excrémens. On doit ouvrir les fenêtres soir et matin, au moins un quart d'heure chaque fois ; mais comme il ne faut pas que l'air porte directement sur le malade, on tirera en même temps les rideaux de son lit. Si la saison étoit rigoureuse, il suffiroit d'ouvrir quelques minutes chaque fois. En été, on pourra laisser une fenêtre ouverte jour et nuit. Dans les grandes chaleurs, quand l'air de la chambre est brûlant, on arrosera de temps en temps le plancher avec de l'eau fraîche, et avec du vinaigre quand on voudra corriger la putridité de l'air. C'est une mauvaise pratique que celle de brûler du papier, des baies de genièvre, ou même du vinaigre dans la chambre du malade. Les gaz qui se dégagent de ces substances en ignition, ajoutent au méphitisme de l'air, bien loin d'assainir celui-ci, outre qu'ils incommodent le malade par leur odeur forte. Tant qu'il en aura la force, il faut que le malade se tienne hors du lit, tous les jours, au moins pendant une heure. Le mal de tête, la fièvre, les rêveries en seront diminués. Mais il ne faut pas lever le malade quand il est en sueur; on ne doit pas aussi lui donner des lavemens dans cet état, mais on choisit le moment où les sueurs ne paroissent point. Elles sont le plus souvent symptomatiques dans les commencemens des maladies, et dépendent fréquemment d'un foyer putride existant dans les premières voies. Les lavemens fournissent un moyen utile de tempérer le malade, de diminuer la fièvre, et d'évacuer les saburres putrides renfermées dans les intestins; mais il ne faut pas abuser de ce moyen, comme je le vois pratiquer journellement : deux lavemens par jour suffisent le plus souvent. Pendant que le malade sera levé, on raccommodera son lit; on changera les linges, tant du lit que du malade, tous les deux ou trois jours. Un préjugé établit une pratique contraire qui est pernicieuse. On craint de sortir le malade du lit;

on le laisse dans des linges pourris, chargés de corruption, qui entretiennent la maladie, et peuvent lui donner un caractère de malignité.

Quant à la nourriture, elle doit être nulle, quand la fièvre et la chaleur sont fortes et continuelles. Les malades peuvent rester plusieurs semaines à l'eau et à une diète absolue, sans qu'ils soient pour cela plus foibles. La nourriture, au contraire, augmente la maladie, et par là même la foiblesse du malade. Dès qu'il y a de la fièvre, dit fort bien *Tissot*, l'estomac ne digère plus ; tout ce qu'on avale se corrompt et devient une source de pourriture qui n'ajoute rien aux forces du malade, mais qui augmente beaucoup celles de la maladie : ainsi, tout ce qu'on prend devient un vrai poison qui détruit les forces. C'est une vérité constatée par tous les médecins, depuis deux mille ans, que tant qu'un malade a de mauvais levains dans l'estomac, tous les alimens qu'on lui donne deviennent un nouveau germe de maladie, en augmentant la putridité. Donner un excellent bouillon à la viande à un homme qui a beaucoup de fièvre ou des matières corrompues dans l'estomac, c'est précisément comme si on lui donnoit un bouillon pourri. Ce préjugé mortel qu'il faut soutenir les malades par de la nourriture est général, non seulement parmi le peuple, mais encore parmi les personnes qu'une éducation soignée devroit soustraire à des erreurs aussi grossières. Il seroit bienheureux pour le genre humain qu'on pût lui persuader cette vérité si bien démontrée en médecine, c'est que les seules choses qui puissent fortifier un malade, sont celles qui peuvent affoiblir la maladie. Mais l'opiniâtreté est inconcevable à cet égard, elle est un second fléau attaché à la maladie, et une source de discussions continuelles entre le médecin et les parens du malade, souvent même d'accusations absurdes et injustes, quand la maladie a été rebelle à tous les secours de l'art.

Les seuls alimens qu'on puisse permettre au malade lorsque la fièvre est modérée et les symptômes de gastricité peu prononcés, sont les bouillons d'herbes, les crêmes de pain, de riz, de gruau, de lentilles, de fécule de pommes de terre, préparées à l'eau ou au bouillon extrêmement léger, et prises à quatre ou cinq heures d'intervalle. Lorsqu'on pourra donner des bouillons gras, ils seront bien dé-graissés, très-légers, et corrigés au moyen d'un peu d'oseille et de quelques herbes qu'on fait bouillir dans le bouillon, ou par l'addition de quelques gouttes de suc de limon, de fruit de grenadier ou d'épine-vinette. Les seuls ali-mens solides qu'on puisse permettre, au lieu de ces espèces de soupes, sont certains fruits fon-dans d'été, tels que cerises, griottes, fraises. framboises, mûres, raisins, poires, oranges douces ; et en hiver des pommes, des poires, ou des pruneaux cuits avec du sucre, un peu de gelée de groseilles sur du pain bien cuit ; mais ces fruits doivent être pris en très-petite quantité.

Les malades doivent boire au moins quatre ou cinq livres de tisane par jour, souvent, et peu à la fois, une tasse tous les quarts d'heure. Dans le plus grand nombre des maladies, il faut que la tisane ait perdu le grand froid.

On ne sauroit prendre trop de précautions pour que le malade soit exempt de toute inquié-tude morale.

Lorsque les symptômes de la fièvre vont en déclinant, on augmente la quantité de la nourriture liquide, ayant soin de ne jamais surcharger l'estomac. Les bouillons, les décoctions et les crêmes doivent être un peu plus forts; on leur ajoute les plantes stomachiques ou rafraichissantes. On peut quelquefois accorder quelques cuillerées de bon vin, toutes les trois ou quatre heures; et lorsqu'on voit que la maladie se termine, et que la crise va se faire, il faut être encore plus rigoureux, et ne donner le bouillon et le vin qu'à très-petite quantité, pour ne point déranger la nature dans son travail. Il y auroit moins de danger de faire un excès dans le principe qu'à l'époque de la crise. Dès qu'elle a eu lieu, on donne les bouillons faits avec le mouton, le bœuf, les poulets, dont on augmente la force au fur et à mesure que les symptômes principaux disparoissent et se calment. Les décoctions d'orge et les panades conviennent moins que les crêmes de riz et les gelées végétales. Les bouillons d'herbes doivent être plus épais et un peu aromatisés. Le vin se prescrit à distances moins éloignées.

Régime de la convalescence. Aussitôt que la convalescence est prononcée, on commence

par des alimens solides, mais en très-petite
quantité : les rôties au vin mitigé par l'eau
sucrée et aromatisée ; les gelées végétales ; les
confitures légères, avec un petit morceau de
pain blanc ; une soupe au vermicelle ; le chocolat à l'eau ; la décoction de riz, de sagou,
de salep ou de fécule de pommes de terre dans
le bouillon gras ; le biscuit trempé dans un vin
léger, sont les premiers alimens solides auxquels
on fait succéder la volaille et le mouton rôtis
ou grillés. Le bœuf est encore trop nourrissant,
et le veau trop léger et trop venteux ; mais les
potages peuvent être faits avec le premier et une
poule. La viande bouillie et le gibier conviennent
moins que les viandes rôties et les viandes blanches. Les légumes distendent et surchargent trop
l'estomac, et sont nuisibles le plus souvent. Les
fruits verts ne doivent être accordés que con-
ditionnellement à la nature de la maladie. Les
poires, les pommes, les pruneaux seront donnés cuits dans le vin. On augmente la quantité
du vin, qui doit toujours être de bonne qualité, non frelaté, et aussi vieux que possible.

La convalescence étant toujours un état de
foiblesse, et par là même de langueur, le même

préjugé qui tue les malades en les forçant à manger quand la fièvre est dans toute sa force, rend la convalescence longue et pénible, et produit des rechutes souvent mortelles. On peut réduire en principes les points suivans : 1° Que les convalescens prennent peu à la fois et fréquemment, sans perdre jamais de vue que ce n'est pas ce qu'on avale qui nourrit, mais ce qu'on digère ; 2° qu'ils mâchent lentement et avec beaucoup de soin tout ce qu'ils prennent de solide ; 3° qu'ils ne prennent jamais que d'une sorte d'alimens dans un repas, qu'ils ne changent pas trop souvent ; 4° qu'ils diminuent la quantité de la boisson, et qu'elle soit le vin trempé ; 5° qu'ils se promènent le plus souvent qu'ils pourront, à pied, à cheval ou en voiture, avant le repas, et non immédiatement après; 6° qu'ils soupent légèrement; 7° qu'ils ne restent au lit que sept à huit heures; 8° qu'ils combattent la constipation, qui est ordinaire à leur état, lorsqu'ils seront restés trois jours sans aller du ventre; 9° que l'enflure des jambes, qui survient, se guérit presque toujours d'elle-même ; 10° enfin, qu'ils ne se pressent pas de reprendre leurs travaux accoutumés, et qu'ils n'occupent leur esprit que d'objets agréables.

Les alimens sont pris en plus ou moins grande quantité, en raison du rétablissement du malade, de l'intensité de la maladie qui est terminée, de la foiblesse des organes digestifs, et de l'âge.

Les règles du régime doivent encore être subordonnées à la nature de la maladie.

Dans une *maladie inflammatoire*, le régime doit être plus léger. Le vin ne peut être donné que dans la convalescence; les bouillons de viande conviennent moins que les bouillons d'herbes et les décoctions d'orge, de riz, légèrement acidulées par le suc de groseilles, de citron ou d'oranges.

Dans les *maladies bilieuses*, on bannit tous les bouillons gras, les décoctions trop mucilagineuses. Les bouillons de pain acidulés par les sucs déjà cités, les pulpes et les gelées acides; les alimens secs et rôtis; le vin étendu d'eau, sont vivement désirés par le malade, et ils lui conviennent beaucoup.

Dans les *maladies pituiteuses*, il faut être moins sévère ; les alimens solides doivent être donnés plus tôt que dans les précédentes. Il faut aromatiser tous les alimens avec la cannelle, la muscade, les clous de gérofle. Les herbes aromatiques, comme le thym, le serpolet, la sarriette, entrent fort bien dans la composition des bouillons ; le chocolat à la vanille et le bon vin vieux, donné en plus grande quantité, sont très-utiles.

Les *affections nerveuses* aiguës demandent de fréquens changemens dans la quantité et la qualité des alimens légers. Ce qui est désiré dans un moment, fait du mal dans un autre. Il faut, dans ce cas, consulter quelquefois les appétits du malade.

Les fièvres *putrides* et *malignes* exigent un régime très-sévère. L'eau avec le vin, et quelques bouillons acidulés par le moyen de l'oseille qu'on y fait bouillir, ou du jus de citron qu'on y ajoute au moment de les prendre, sont permis tout au plus jusqu'à l'époque de la convalescence.

L'importance d'un organe affecté dans une maladie aiguë, fait encore varier la quantité du régime. On est moins sévère dans celles qui attaquent les organes de la poitrine, que dans celles qui ont leur siège dans le cerveau ou dans les viscères du bas-ventre. L'âge y apporte aussi des modifications. Les vieillards supportent très-facilement la diète; viennent ensuite les hommes d'un âge mûr. Les adolescens la supportent un peu moins, et les enfans très-difficilement, surtout quand ils sont vifs.

La saison et l'habitude introduisent quelques changemens dans le régime. Les alimens sont plus difficiles à digérer en été et en automne, qu'en hiver et au printemps. *Hippocrate* a ajouté qu'il falloit accorder quelque chose à l'habitude. Les alimens auxquels on est habitué depuis long-temps, quoiqu'ils soient plus mauvais, dérangent moins que ceux auxquels on n'est pas accoutumé : c'est ainsi, par exemple, qu'un malade adonné au vin ne doit pas être privé tout à coup de cette boisson, excepté dans les maladies inflammatoires.

2°. RÉGIME ADOUCISSANT, propre aux maladies chroniques.

Il prescrit pour nourriture toutes les parties comestibles des végétaux doux, feuilles ou herbes, légumes tendres et frais, racines cuites avec peu d'apprêts, tels qu'épinards, blettes, raves, scorsonnère, bettes rouges ou jaunes, salsifis, choux-fleurs, chicorée, oseille, bourrache, buglose, arroche, laitue, pourpier, pissenlit ; fruits fondans mûrs, fraises, melons, concombres, citrouilles, mûres, framboises, groseilles, oranges, cerises, poires, amandes, pignons, pistaches, jujubes, sèches, dattes, raisins, pêches, pruneaux, pommes cuites seules ou dans le lait ; le miel, confitures, conserve de groseilles, de cerises, de prunes, de roses, d'abricots, etc. ; les farineux surtout : crème de pain, de riz, d'orge perlé, de gruau, de maïs ou de farine de pommes de terre faites à l'eau ou au bouillon gras très-clair, ou au lait ; les gelées végétales et animales ; les bouillons de jeunes animaux, préparés avec les plantes potagères désignées plus haut ; le tout entremêlé de bon mouton, de bonne volaille, et autres viandes tendres et blanches, de poisson frais de mer ou de rivière ; les œufs, le laitage surtout préparés de diverses sortes, le petit-lait ; tous les alimens de nature relâchante, rafraîchissante, humectante. Pour boisson ordinaire, la bonne eau de fontaine, pure ou mêlée à un tiers de vin, si l'on a l'habitude de cette liqueur ; la bière fraîche, une sobriété raisonnable, surtout au repas du soir ; l'attention de bien mâcher ses alimens, et d'en exclure rigoureusement les alimens venteux et de difficile digestion, les salaisons, le cochon, la viande noire, les pâtisseries ; les fritures, les ragoûts épicés, les fromages salés, les végétaux chauds, comme truffes, artichauts, asperges, céleri, persil ; les viandes trop grasses.

S'interdire sévèrement le vin pur, les liqueurs, le café et autres boissons échauffantes, et surtout

Ne buvez point sans soif ; quand l'estomac est plein,
Attendez pour manger le retour de la faim.

Air pur, et médiocrement chaud, exercice modéré, notamment en promenades à la campagne, en voiture ou sur une petite monture ; prendre les plus grandes précautions contre le froid, l'humidité, le trop chaud, et les autres intempéries de l'air et des saisons ; porter une camisole de flanelle sur la peau ; éviter les passions violentes, comme la colère, la frayeur, la joie excessive, toutes les peines du corps comme de l'esprit; ne se livrer à aucun objet de ménage ou d'autre nature qui exige des travaux pénibles, ou entraîne des sollicitudes; éviter les veilles et les occasions des émotions vives; tâcher de maintenir la plus grande tranquillité dans son esprit et dans son cœur, et ne se refuser à aucun des moyens de distraction et d'amusement qui sont à la portée du malade, et dont sa situation peut le rendre susceptible.

Ce régime convient spécialement aux maladies qui tiennent à une acrimonie des humeurs, à un virus particulier, comme scrofuleux, psorique, dartreux, vénérien, etc.; dans plusieurs maladies du bas-ventre; dans les affections nerveuses avec spasme; dans une infinité de maladies chroniques où il y a tension, éréthisme.

Dans le *régime rafraîchissant* proprement dit, on ne doit pas autant insister sur les laitages, qui peuvent souvent être contraires, mais davantage sur les alimens, fruits et boissons acides.

3°. Régime tonique, analeptique. Il est employé avec succès dans les maladies chroniques avec foiblesse générale, dans les cas d'épuisemens, dans la convalescence d'un grand nombre d'affections. On donne de bons bouillons ou consommés faits avec le bœuf, le mouton, les vieilles volailles dans lesquelles on a fait cuire quelques plantes aromatiques ou toniques ; le sagou, le salep, préparés au bouillon ou au lait ; le chocolat à la vanille ; le café pur ou au lait ; les plantes, telles que les asperges, les artichauts, le céleri, l'ail, le cresson, l'ognon ; les viandes rôties et grillées, plutôt que bouillies, le bœuf, le mouton, le gibier, les œufs ; les alimens doivent être légèrement épicés par des aromates agréables. Le sucre convient, soit en nature, soit comme ingrédient, dans plusieurs préparations.

Le vin doit être rouge, vieux, sans être trop chargé d'alcool ; les rôties au vin et autres moyens toniques.

Ces trois espèces de régime ne produiroient qu'un effet incertain, si l'air, le sommeil, la veille, le repos, l'exercice, n'étoient prescrits d'une manière particulière. Un air pur et serein est utile dans toutes les circonstances ; il doit être tempéré et souvent renouvelé dans les maladies aiguës ; tandis qu'une chaleur agréable convient dans les affections chroniques; il sera plus ou moins sec et humide, suivant que ce régime sera tonique ou adoucissant. Le sommeil naturel est un des moyens restaurans les plus efficaces; il ne doit pas être trop court ni trop prolongé, et celui qui est provoqué par l'art ne peut entrer généralement dans un bon régime. Plus on est jeune, plus on doit dormir; mais, en général,

> Pour un vieillard, pour un jeune homme,
> Dormir sept heures d'un bon somme,
> C'est bien assez pour la santé.　　(*Ec. Saler.*)

La veille n'est que trop souvent la cause des infirmités humaines; il faut, autant que possible, qu'elle soit réglée en raison du sommeil qui est son état opposé. Si le repos du corps est un objet essentiel dans les maladies, il ne doit pas être porté trop loin; dans les affections aiguës, il est fréquemment de toute obligation, puisqu'elles tiennent souvent les personnes enchaînées dans le lit; mais, dans les chroniques, il doit être en raison de l'exercice qu'on a fait. Celui-ci est nécessaire dans tous les cas, mais principalement dans les maladies longues; il doit être pris en voiture, à cheval, à pied, sur mer, etc., suivant les forces de l'individu. La modération et le repos le font désirer au fur et à mesure que les forces reviennent, surtout quand il est pris dans un lieu bien aéré, dans une campagne riante, où les sens peuvent être flattés agréablement. Nous devons relever ici une erreur très-accréditée, c'est que le sommeil fait du mal lorsqu'il est pris immédiatement après le repas. Il est reconnu aujourd'hui que l'on ne digère jamais mieux que pendant le sommeil ou le repos, parce qu'alors les forces se concentrent dans la région de l'estomac. La méridienne, ou le sommeil pris après le dîner, est salutaire aux personnes qui se lèvent de grand matin, et qui n'ont point dormi suffisamment la nuit; mais que ce sommeil soit d'une heure au plus.

Les passions douces, bien conduites et amenées à propos, font souvent des prodiges pour favoriser ce régime. Les passions fortes et excessives ébranlent la machine, surtout quand elle est déjà affoiblie par les maladies. La société des gens gais et les amusemens agréables, contribuent puissamment à maintenir ce calme heureux, ce contentement de l'âme, si nécessaire dans l'état de maladie comme dans l'état de santé.

———

AVIS

AUX PERSONNES DES DEUX SEXES.

Un Cabinet particulier de Consultations sur toutes les maladies et leur traitement est ouvert *aux Personnes des deux sexes*, tous les jours ouvrables, jusqu'à quatre heures de l'après-midi, place de l'École, n° 4, aboutissant à la rue de l'Arbre-Sec, attenant au quai de l'École, quartier du Louvre, à Paris.

M. P. Le Pelletier, Médecin-Consultant, est le directeur de cet établissement. Il envoie aux personnes éloignées qui le demandent les médicamens spécifiques nécessaires à la guérison des maladies, avec l'ordonnance ou l'instruction sur la manière facile d'en user, après que le prix en a été acquitté. (*Voyez* la *Remarque*, pag. 2.)

Le prix de la visite ou de la consultation verbale au Cabinet est de trois francs. La réponse écrite aux consultations manuscrites, est de cinq francs.

Il ne reçoit que les lettres affranchies.

CAUSE PRIMORDIALE

DES ALTÉRATIONS DE LA SANTÉ,

ABSTRACTION FAITE DES MAUX ACCIDENTELS, COMME BRULURES, MEURTRISSURES, COUPURES, ENTORSES, LUXATIONS, FRACTURES, PLAIES D'ARMES A FEU, ETC.

Indication du Remède essentiel.

LE feu divin de la vie, qui anime et animalise les élémens dont sont formées l'organisation et l'existence de l'espèce humaine, est un don temporaire qui a pour antagoniste un principe destructeur inné, dont l'action tend sans cesse à disgréger les substances composées qui constituent l'animalisation, pour en diviser les élémens, les rendre à leur état de simplicité originelle, où, étant réduits, la nature combine de nouveau ces élémens, qui sont alternativement réanimalisés et désorganisés suivant la volonté et les impénétrables desseins du SOUVERAIN CRÉATEUR.

Ce principe inné de destruction est la cause primordiale des altérations de la santé et des maux qui affligent si fréquemment l'espèce humaine, et en précipitent les individus, plus ou moins prématurément dans l'abîme de la mort.

Entraînés par une force surnaturelle vers cet abîme, évitons néanmoins d'y tomber trop tôt de notre faute ; opposons-nous sagement au développement dudit principe, ou germe de destruction inné, à l'effet de le restreindre, et de prolonger la durée de notre existence jusqu'à l'âge le plus avancé, tel que le permet la suprême intelligence, dont l'ineffable bonté suggère à la raison de l'homme des précautions, par l'entremise desquelles il lutte temporairement avec quelques avantages contre ledit principe, cause primordiale de corruption et de destruction, et en même temps contre les causes secondaires ou accidentelles, dépendantes de l'influence exercée par les mouvemens des globes célestes, par les intempéries atmosphériques, par les émanations putrides, pestilentielles, contagieuses des contrées et des lieux, et aussi contre l'intempérance.

La cause primordiale est d'autant plus destructive, qu'en outre de son action permanente, elle est provoquée par le concours des causes secondaires, susdénommées, d'où découlent alors avec plus d'abondance les altérations de la santé, ou ce qu'on entend par maladie, n'importe sous quels nuances, figures et phénomènes le mal se manifeste. C'est toujours le principe inné, dont la tendance perpétuelle à la corruption fait éclore et propage l'universalité des innombrables symptômes du mal protée, dans les divers aspects, desquels l'erreur des uns et la mauvaise foi des autres prétendent voir autant de maladies différentes, contre chacune desquelles la cupidité a insinué de prétendus remèdes, et, par cela, donné naissance à la multitude inextricable des faux médicamens, pour la confection desquels les polypharmaques mixtionnent toutes les substances qui entrent dans la composition de l'univers accessible à l'audace de l'homme, ce qui profite à ceux qui font ce trafic aux dépens des êtres crédules. Ainsi, pour en imposer, le vain savoir fait état d'embrouiller la science médicale, au lieu de la résumer et de la réduire au véritable nécessaire, tandis que l'expérience nous manifeste le remède éradicatif (universel). dans la classe des substances évacuatives et purgatives.

« Les médicamens, qui ont reçu le titre de » purgatifs, sont les agens dont la thérapeu- » tique s'est pendant long-temps servie le plus » souvent, ceux auxquels les médecins ont » accordé le plus de confiance, parce que les » suites de l'administration des purgatifs sont » très-sensibles, et produisent des effets qui » sont apparens. » (*Grand Dictionnaire des Sciences médicales*, tom. XLVI, pag. 179 et 180.)

Ce point de doctrine éclairé, par des milliers d'observations, ne laisse rien à désirer.

Tout le monde sait que la plupart des maladies n'ont lieu que faute de les avoir prévenues, ou de s'en être préservé par la tempérance et le recours à la purgation.

Il est d'observation également vulgaire, qu'on commence le traitement des maladies par l'administration des médicamens évacuans et purgatifs. On purge aussi dans le cours des maladies, et l'on répète encore la purgation à la fin du traitement, pour consolider le retour de la santé. Donc, la purgation est le remède le plus souvent nécessaire, le remède essentiel. Toutefois, *il ne faut pas en abuser par un usage excessif ou trop fréquent;* et encore faut-il s'accorder sur l'élection de la substance, douée de cette propriété médicinale par excellence.

Ce but est rempli depuis cinquante ans à l'égard de mes honorables clients et de ceux qui suivent leur exemple, lesquels, soit par précaution ou par besoin, ont recours à l'usage salutaire du BISCUIT-MÉDICINAL, confectionné suivant ma véritable recette, le public devant s'abstenir d'employer ceux de contrefaçon, comme dénués des vertus identiques, etc. (*Voyez ci-après l'ordonnance à ce sujet, pag. 42 et suivantes.*)

Néanmoins, le Biscuit-Médicinal, dont est ici question, en sa qualité de remède essentiel, n'exclut pas les substances médicamenteuses que l'expérience a montrées spécifiques dans quelques cas. Tels sont, par exemple, ceux qui seront exposés dans le cours du présent ouvrage. (*Voy.* pag. 56, *l'Avis aux deux sexes.*)

ORDONNANCE

CONCERNANT L'EMPLOI

DU BISCUIT-MÉDICINAL-LE-PELLETIER,

Par le moyen duquel, depuis cinquante ans, les personnes des deux sexes et de tout âge se purgent parfaitement, avec facilité, sans répugnance, mieux qu'avec touteautre médecine ; ce qui engage, par amour du bien public, ceux qui en ont vu ou éprouvé les bons effets, d'en recommander l'usage salutaire à leurs connoissances.

La grande vogue justement méritée dont jouit le véritable Biscuit-Médicinal-Le-Pelletier, a éveillé la cupidité effrénée d'un nombre incalculable de contrefacteurs, dont le public ne peut se garantir d'être dupe et victime qu'en se procurant lesdits Biscuits, suivant les indices ou l'ordonnance qui se distribuent chez l'Auteur, M. P. Le Pelletier, Médecin-Consultant, place de l'École, n° 4, aboutissant à la rue de l'Arbre-Sec, attenant au quai de l'École, près le Pont-Neuf, quartier du Louvre, à Paris. (*Il ne reçoit que les lettres affranchies.*)

Ce Biscuit se vend 60 c. ou 12 sous la pièce ; cependant on fait une remise honnête aux personnes qui en font provision de quelques douzaines pour leur usage et pour en faire part à leurs connoissances, aux marins et aux étrangers qui en portent dans les différentes parties de l'univers.

Vertus du Biscuit-Médicinal.

Depuis cinquante ans, le public et les médecins ont constamment remarqué que le Biscuit-Médicinal, dont est ici question, mérite la préférence, et qu'on le substitue avec avantage à tous les autres purgatifs connus, parce qu'il est plus facile à prendre, en raison de son goût délicat, et qu'il opère sûrement et avec douceur. Comme dépuratoire et purgatif de précaution, il préserve de maladie, en réduisant la plénitude humorale, en évacuant les matières corrompues et morbifiques, dont l'accumulation cause la plupart des maladies. Ce Biscuit divise et résout merveilleusement les humeurs, dissout les obstructions, évacue la bile et les glaires, réveille l'appétit. On y a recours avec succès contre les vers de toute espèce, pour préparer à la vaccine, après la petite vérole et la rougeole, durant la grossesse des dames qui ont besoin d'être purgées; il est très-nécessaire après l'accouchement, durant l'époque critique, et lorsqu'elles ont perdu leurs règles; il est efficace contre l'hydropisie, la paralysie, etc.

Le véritable Biscuit-Médicinal du médecin M. P. Le Pelletier est inaltérable par le temps. Ce qui le prouve, c'est qu'il en est fait des envois dans toutes les parties du monde, et qu'il en a fait revenir des Grandes Indes (*après quinze ans de fabrication et de voyage par mer*), qu'il s'est administré à lui-même et à différentes personnes qui en ont éprouvé les mêmes effets que s'il avoit été confectionné tout récemment

Dose de Biscuit-Médicinal-Le-Pellettier, suivant l'âge.

On donnera aux enfans âgés de un à deux ans, la moitié d'un Biscuit ; à ceux âgés de deux à cinq ans, les trois quarts d'un Biscuit ; à ceux de cinq à dix ans, un Biscuit entier ; aux individus âgés de onze à dix-huit ans et aux personnes qui se connoissent faciles à émouvoir, un Biscuit et demi. Après l'âge de dix huit ans, la dose est de deux Biscuits.

Manière d'user du Biscuit-Médicinal.

Les personnes qui sont resserrées au point d'être plusieurs jours sans aller à la garde-robe, observeront de se rafraîchir et de s'humecter les humeurs durant deux ou trois jours avant de prendre médecine. Alors elles boiront, soit du bouillon de veau, aux herbes, de l'eau d'orge miellée, ou de la limonade. Celles qui sont assez libres du corps pour faire journellement leurs fonctions, peuvent se purger sans délai et sans préparation.

Dans le cas de fièvre, il faut le prendre dans les intervalles de calme, et plusieurs heures avant le retour de l'accès.

Quand c'est contre les vers qu'on a recours au Biscuit-Médicinal, on aura attention de boire en même temps un verre de vin blanc, soit en le trempant dedans, ou en le buvant par-dessus, sitôt après avoir mangé la dose convenable dudit Biscuit; mais chaque fois qu'on va à la garde-robe, on boit un coup de bouillon aux herbes tiède, dans lequel on aura fait bouillir, durant sept minutes, deux onces de racine de fougère mâle.

La veille du jour qu'on a dessein de se purger avec ledit Biscuit, l'on doit borner son souper à la consommation d'un potage, et ne point prendre de lavemens dits préparatoires, comme quelques uns le pratiquent. On en use le matin à jeun, soit sèchement, ou trempé dans un verre d'eau, de vin blanc ou rouge, de cidre, dans une tasse de thé ou de café, selon qu'on le préfère; mais quand on l'a mangé sèchement, on boit par-dessus un coup de l'une des susdites boissons. observant ensuite de ne boire qu'après chaque évacuation, soit de l'eau tiède sucrée, du thé infusé légèrement, du bouillon coupé d'eau, du bouillon de veau, aux herbes, ou bien du sirop de groseilles délayé dans de l'eau tiède, etc.

On sait qu'une première purgation émeut les humeurs et ne les évacue qu'en partie ; c'est pourquoi il est d'usage de prendre une seconde purgation un ou deux jours après la première. A l'égard des enfans qu'on veut purger par le moyen du Biscuit-Médicinal, il faut le leur donner sans affectation et comme une chose friande

Par l'effet d'une médecine, si douce qu'elle soit, il arrive quelquefois que le patient va plus souvent du ventre, qu'il ne s'y attendoit, qu'il éprouve de la fatigue, des coliques plus ou moins sensibles, et des épreintes au fondement, parce que, la médecine attirant alors dans le tube intestinal la matière morbifique pour l'expulser hors du corps, c'est cette matière morbifique, plus ou moins corrompue, âcre et caustique, qui excite les susdits accidens par son contact aux parois des parties qu'elle parcourt et traverse pour sortir ce qui indique d'en faciliter l'issue par le se cours de quelques clystères de décoction de graines de lin ou de pariétaire. Alors il suffit de garder ces lavemens émolliens cinq ou six minutes seulement. On en prend ordinairement deux, dont le second s'administre sitôt après la restitution du premier.

—————

PIÈCES AUTHENTIQUES

CONCERNANT LE BISCUIT-MÉDICAL-LE-PELLETIER.

Première attestation notable, donnée le 19 avril 1806, à S. Exc. le ministre de l'intérieur.

Nous soussignés, docteurs, médecins, chirurgiens et autres personnes de marque, domiciliés à Paris, certifions avoir observé depuis plusieurs années, soit sur nous-mêmes, soit sur les personnes de notre maison, ou sur plusieurs personnes de nos connoissances, les vertus salutaires du Biscuit-Médicinal dont M. Le Pelletier, ancien chirurgien-accoucheur, est l'auteur; et que nous avons remarqué que ledit Biscuit possède éminemment les propriétés d'une bonne médecine, à laquelle on le substitue avec avantage aux personnes qui ont de la répugnance pour la manne, la rhubarbe, le séné et autres médicamens purgatifs, parce que ledit Biscuit est agréable au goût, et que les innombrables personnes des deux sexes et de tout âge, qui, à notre connoissance, et depuis un grand nombre d'années, en ont fait usage, s'en sont bien trouvées. En foi de quoi nous le recommandons comme une découverte d'une utilité généra'e : pourquoi nous avons signé le présent. Paris, le 30 mars 1806.

De Bray, maître en chirurgie. — Portal, docteur en médecine. — Lambert, chirurgien de première classe. — Delmas, maître en chirurgie. — Guillemont, ancien maître en chirurgie. — Morgon, chirurgien. — Tavernier de Gimare, ancien chirurgien de l'Hôtel-Dieu. — L. J. Taveau, messager d'État au palais du Corps-Législatif. — J. B. Pointel, ancien avocat. — Pirard, employé chez le ministre de l'intérieur. — J. A. A. Maillet, employé au ministère de la marine. — Lemercier, instituteur et chef de pensionnat. — Roussel, instituteur. — Dujon, capitaine des vétérans de la garde du Sénat. — Fournier, Mazet et Lelièvre, employés à la cour de justice criminelle. —Dufourneau, distillateur, etc. etc. (Les bornes de cet opuscule nous obligent de passer sous silence plusieurs signatures.)

Deuxième attestation, semblable à la première pour le texte, signée à Rouen, le 17 novembre 1810, par quinze personnes domiciliées en ladite ville, du nombre desquelles est M. Huroy, chirurgien de la maison d'arrêt, ex-chirurgien en chef aux hôpitaux militaires de la marine française, à Brest. Ce certi-

ficat est annexé à la pétition adressée, le 3 dé-
cembre 1810, à S. Exc. le ministre de l'intérieur,
par l'auteur.

Troisième attestation, en date du 15 octobre 1810,
laquelle est signée par trente et une personnes ha-
bitant la commune de Vesly et lieux circonvoisins,
département de l'Eure. Au bas de ce certificat,
écrit comme les autres sur papier timbré, sont la si-
gnature et le sceau de M. F. Mignet, maire de
Vesly.

Quatrième attestation, du 31 octobre 1810, signée
par douze personnes domiciliées à Compiègne, au
nombre desquelles signataires sont MM. Beaudinot,
employé à la sous-préfecture de Compiègne, et
Lambert, huissier de la chapelle du château impérial de ladite ville.

Cinquième attestation, du 21 novembre 1810,
signée par vingt-trois personnes, toutes propriétaires
à Linas, département de Seine et Oise, du nombre
desquels signataires est M. Gaya, maire de Linas.

Sixième attestation, du 20 février 1811, souscrite
à Rouen, par vingt-six personnes, du nombre desquelles est, pour la seconde fois, M. Huroy, chirurgien de la maison d'arrêt de Rouen, ex-chirurgien en chef des hopitaux militaires de la marine
française, à Brest.

Septième attestation, du 30 juin 1812. C'est une
lettre de S. Exc. le ministre de l'intérieur, comte
de l'Empire, Montalivet, par laquelle il appert que

MM. les docteurs et professeurs de l'Ecole de médecine de Paris, composant les commissions d'examen et de révision des remèdes secrets, nommés en vertu du décret impérial du 18 août 1810, ont reconnu le Biscuit-Médicinal implicitement bon, en le comparant à d'autres remèdes depuis long-temps exposés dans beaucoup de dispensaires.

EXTRAIT D'UNE LETTRE

ADRESSÉE A M. LE PELLETIER, MÉDECIN.

Paris, le 1er janvier 1800.

MONSIEUR,

Votre Biscuit-Médicinal est plus agréable, plus efficace et plus salutaire que toute autre médecine analogue, ce qui lui mérite la confiance universelle, la préférence et la vogue permanente dont il jouit et jouira toujours. J'en parle d'après l'expérience que j'en ai faite sur moi, ma femme et mes enfans, et sur les bons effets qu'il a opérés sur un grand nombre de mes connoissances ; ce qui m'a inspiré le couplet suivant :

52

Vos Biscuits sont friands, divins ;
J'en rends grâce à votre science ;
Partout, ainsi qu'à mes voisins,
Je n'en puis garder le silence.
Pour la souffrante humanité,
Cette médecine facile,
Est un trésor, en vérité,
Qui joint l'agréable à l'utile ! *(Bis.)*

Pas de doute que toutes les personnes bienveillantes, dans l'intérêt universel, se complairont à répandre la connoissance et l'usage salutaire de l'excellent Biscuit-Médicinal dont vous êtes l'auteur.

Je vous salue de tout mon cœur,

BEATIN.

LISTE

DE QUELQUES-UNES DES PERSONNES

Qui font provision du Biscuit-Médicinal-Le-Pelletier, pour leur usage et pour en obliger leurs connoissances.

M. PEIGNÉ, pharmacien à Paris. — M. BLOI-LESTUMIER, pharmacien, membre du jury médical du département de Seine et Marne, à Montereau. — M. BELLIER, marchand épicier à Saint-Cloud. — M. HAULARD, marchand épicier, rue du Val, à Vanvres, département de la Seine. — M. ISOAR, marchand épicier, à Weully. — M. CONNAN, marchand épicier, à Issy, département de la Seine, arrondissement de Sceaux. — M. GUIGNARD père, pharmacien à Ressout-sur-Mot, Oise. — M. THEVARD, rue de la Boucherie, n° 6, à Chartres. — M. GIRARD-DUFOUR, à Tours. — M. DOUBLET, à Dourdan, Seine et Oise. — M. MARLY, à Bruyère-le-Châtel. — M. LECOMTE-CHANTERELLE, à Abli, près Rambouillet. — M. J. M. BRUNEL, à Ricquebourg, Oise. — M. DUCORPS et M. LEFORT-PERROT, à Linas, Oise. — M. BEURI et M. QUEDEVILLE, à Monthléri, Seine et Oise. — M. ROYER, à Marcoussis, arrondissement de Rambouillet. — M. BENOIT, à Roissy-en-Brie. — M. CAROUCET, à Brunoy, Seine et Oise. — M. MERLIN aîné, à Moret, Seine et Marne. — M. ROMAIN, épicier-droguiste, à Bordeaux. — M. DAVID, distillateur, à Nancy. — M DARBUSSON, parfumeur à Strasbourg. — M. FRÉDÉRIQUE, pharmacien, à Bruxelles. — M. FRESCAROLLE, pharmacien, à Amsterdam. — M. J. KOLER pharmacien, à Copenhague — M. WILSON, pharmacien, à Londres. — M WILLIAM, pharmacien, à Washington, en Amérique. — M. HENRI, apothicaire, à Boston. — M. MARTIAL, pharmacien, à Philadelphie. — M. VIGNOT, à Bretigny, Seine et

Oise. — M. POUCHIN, rue aux Juifs, n° 36, à Rouen.
— M. DEVERSON fils, place du Change, à Compiègne. — M. EDIARD, à Amello. Oise. —
M. MAILLOT, à Marly-la-Ville. — M. CHENU,
pharmacien, à Dourdan. — M. GUÉRIN-BACHELLIER, à Montlhéri, Seine et Oise. — M. CHAUMONT, à Haute-Épine, Oise. — Mme BÉGUIN, à
Rochefort, canton de Dourdan, département de
Seine et Oise. — M. HARREAUX, percepteur des
contributions directes, à Denonville, canton d'Auneau, département d'Eure et Loir. — M. JANNEAUX,
marchand épicier, rue Royale, n° 37, à Sèvres. —
Mme VAST, marchande, à Amello. — M. GARNIER,
épicier, à Neuilly. — M. PEDOUX, marchand épicier à Clamart, banlieue de Paris. — Mme MICHON,
herboriste, rue de Charenton à Bercy, près Paris.

ANECDOTE CURIEUSE,

ou

LE DÉTRACTEUR MYSTIFIÉ.

Mme de B***, *parlant à M. M. P. LE PELLETIER, Médecin, en son Cabinet de consultations à Paris (en mai 1816).* — Votre célébrité, Monsieur, m'engage d'avoir recours à vous pour conférer sur la position pénible qui m'afflige.

M. LE PELLETIER. — Expliquez-vous, Madame ; faites-moi le récit circonstancié sur le cas qui vous intéresse ; après, je vous dirai quel est le meilleur remède à votre position.

Mme DE B***. — Depuis que je suis malade, j'ai beaucoup perdu de la fraîcheur et de la fermeté de mes chairs. Néanmoins, à l'embonpoint passable que je possède encore, les personnes aux yeux desquelles je suis étrangère peuvent me croire douée de la santé la plus satisfaisante ; mais quand on a entendu mes doléances, on trouve ma physionomie bien trompeuse... Je n'ai point d'appétit ; tous les alimens me paroissent amers. Voyez ma langue ; depuis trois mois elle est en cet état (*couverte de saburres*) : conséquemment je mange peu, péniblement, et digère mal. J'ai le pouls nerveux (*touchez-le, s'il vous plaît*)....; j'ai la respiration laborieuse, je suis accablée de maux d'estomac, de migraines, de vapeurs, de malaise universel et d'insomnie ; ce qui décèle, dit mon docteur ordinaire, un état gastrique.

plénitude d'humeurs, et le besoin urgent de la purgation : indication difficile à satisfaire sur moi. Ce qui le prouve, c'est que, depuis trois mois que mon état maladif persévère et empire, mon docteur n'a pu réussir à m'évacuer ce qu'il appelle les humeurs morbifiques, cause de tous mes maux, ni me procurer le moindre soulagement. Tout ce que j'ai pris selon ses ordonnances (*que voici*) ou est resté sans effet, ou n'a pas séjourné deux ou trois secondes dans mon estomac, qu'un soudain vomissement ne l'en expulse.

M. Le Pelletier, *après avoir examiné les diverses ordonnances du médecin ordinaire de M*^me^ *de B****. — Je présume que votre docteur a saisi l'opportunité de vous administrer de tels médicamens, bien qu'il me paroisse remarquable d'y rencontrer les poudres d'Haillaud, de Godernaux, les pilules mercurielles purgatives de C***, le romi-purgatif, et autres drogues de cette force, lesquelles vous m'assurez, Madame, n'avoir que peu ou point opéré sur vous.

Mme de B***. — Je n'ai ressenti de l'usage des substances que vous venez de nommer, que beaucoup de chaleur et d'irritation à la gorge, des envies de vomir et de violentes coliques dans les entrailles, auxquelles j'ai remédié en buvant beaucoup de petit-lait clarifié, d'eau de poulet ; d'après cela vous pouvez juger combien mon tempérament est difficile à émouvoir.

M. Le Pelletier. — Cela ne dénote pas que vous soyez difficile à émouvoir. Votre tempérament est sanguin, chaud, nerveux et facilement excitable. Tout ce qui est violent vous est contraire ; c'est pourquoi les maladies qui vous attaqueront comme celle dont vous êtes maintenant affligée, ne pourront être traitées efficacement que par l'observation d'un régime doux, des boissons délayantes, tempérantes, aidées au besoin des minoratifs, au nombre desquels on placera avantageusement le Biscuit-Médicinal.

Mme de B***. — En me parlant du Biscuit-Médicinal, vous abordez précisément la question où j'en voulois venir. Voici à ce sujet une observation dont vous tirerez peut-être une induction propice à mon état.

Mme la baronne de ***, ma sœur, étoit (*il y*

a un an) attaquée et malade telle que je le suis présentement : elle n'obtenoit aucun soulagement à ses souffrances des nombreux médicamens dont elle fit usage dans le cours de deux mois consécutifs, lorsqu'elle eut enfin recours au Biscuit-Médicinal, dont elle avoit remarqué les bons effets sur plusieurs personnes de ses connoissances. Elle en prit six en tout, savoir : deux chaque fois (*suivant votre ordonnance*), et huit jours après, la santé de la baronne étoit rétablie. N'est-il pas présumable que le même procédé pourroit avoir le même succès sur moi ?

M. LE PELLETIER.— Je ne vois aucun danger à ce que vous en fassiez l'expérience dans le cas qui vous afflige, en tout semblable à celui de Mme la baronne votre sœur, lors même qu'il n'y auroit pas parité parfaite entre vous deux ; attendu que le Biscuit-Médicinal opère constamment avec douceur, sans jamais être accompagné ni suivi d'inconvénient.

Mme DE B***. — C'est une idée qui m'est venue, et qui m'occupe depuis cinq jours. J'en ai fait part à mon docteur, en lui témoignant le désir que j'ai de me servir dudit Biscuit-Médicinal dans l'espoir d'en obtenir le même bienfait que ma sœur en a reçu.

M. Le Pelletier. — Votre docteur a sans doute applaudi à votre résolution, et c'est d'après son avis que vous venez me consulter.

Mme de B***. — Point du tout, Monsieur, c'est à l'insu de mon docteur que je me présente à vous; car dès que je lui ai fait l'aveu de ma disposition à recourir à votre Biscuit-Médicinal, il s'est emporté d'une étrange manière, et m'a dit d'un air effaré : *Gardez-vous bien, Madame, d'user de ce Biscuit. Si vous le faites, je ne réponds pas de vous; dès lors je vous considère comme une femme perdue!*

Cette médisance, de la part de mon docteur, me fit penser qu'il étoit du nombre de ces êtres vains, égoïstes et jaloux, qui, voulant faire entendre qu'eux seuls ont du talent, condamnent effrontément tout le bien qui ne vient pas d'eux.

M. Le Pelletier. — Je lui croyois de meilleurs principes; mais que répondîtes-vous à sa déclamation?

Mme de B***. — Je ne crains point vos menaces, lui répliquai-je, parce que je suis témoin que le Biscuit-Médicinal a sauvé ma sœur en lui rendant la santé, lorsqu'elle étoit attaquée du même mal qui, depuis plusieurs mois, me consume, ainsi que je vous l'ai raconté il n'y a qu'un instant. Je sais et j'ai vu en outre que ledit Biscuit a opéré sur plusieurs dames de ma connoissance, sur leurs enfans et sur leurs maris. Aussi toutes ces personnes se font-elles un vif plaisir et un devoir de le recommander : de plus, un grand nombre de docteurs vos confrères le conseillent à leurs malades. S'il vous reste des doutes à cet égard, voyez les pièces probantes adressées à S. Exc. le ministre de l'intérieur ; vous verrez que le Biscuit-Médicinal-Le-Pelletier a survécu et survivra à perpétuité aux autres inventions analogues, parce que, comme remède, il est plus agréable, plus facile à prendre et toujours bienfaisant. (*Voy.* pag. 48 et suivantes.)

Mon docteur dépité me répliqua d'une voix altérée : *Vraiment, Madame, si je n'avois pas l'honneur de vous connoître, ainsi que la fortune dont vous jouissez, je serois tenté de penser que vous êtes payée pour vanter* ainsi ce *Biscuit*, à votre témoignage si merveilleux! *Que je voie*, dites-vous, *les pièces probantes*. Vous me connoissez donc bien du temps à perdre, pour m'inviter à le passer à lire des fadaises. Quant aux personnes que vous me citez, qu'est-ce que cela prouve? Qu'il y a des gens inconséquens dans toutes les conditions de la société. Au surplus, Madame, pour suivre vos caprices, vous n'avez que faire de mon ministère. *Je vous salue.*

Comme il finissoit de parler et se disposoit à sortir, je le saisis et le retins par le bras, lui disant avec douceur :

Allons, allons, calmez-vous, docteur, je n'avois pas dessein de vous contrarier, et je pense que vous n'avez pas celui de vous brouiller avec moi. Tout bien considéré, je m'en rapporte à votre prudence. (*Lui présentant un siége.*) Asseyez-vous et faites-moi une ordonnance. Mon docteur, prenant un air solennel, se mit à écrire, m'adressant en même temps la parole en ces termes :

Je me ferois un crime énorme de vous abandonner à votre légèreté. Je craindrois même d'affliger l'ombre de feu madame votre respectable mère, laquelle, peu avant de mourir, vous a si expressément recommandée à ma surveillance officieuse : et vous, Madame, vous ne serez pas fille dénaturée ; vous n'oserez pas troubler sa béatitude par une conduite contraire aux vœux qu'elle a manifestés en vous engageant de vous confier constamment à ma sagacité, pour ce qui concerne votre santé... Tenez ; voilà l'ordonnance que vous requérez. Si vous l'exécutez ponctuellement, je présume qu'elle remplira votre attente. Si cependant il en étoit autrement, je vous exhorte à prendre patience et à ne pas vous décourager. J'ai encore dans la mémoire un grand nombre d'autres recettes à votre service. Ce seroit jouer d'un malheur inouï, si finalement nous ne rencontrions pas ce qu'il vous faut.

Cette dernière ordonnance, comme les précédentes, m'a donné beaucoup d'irritation et de coliques, que j'ai calmées par l'usage du petit-lait et de l'eau de veau et de poulet. Enfin, malgré le respect que je voue à mon docteur, en mémoire de la recommandation de feu ma mère, il m'est venu à l'esprit que, du train qu'il y va, si je le laisse faire, il me fera successivement prendre toutes les compositions médicamenteuses imaginées depuis la création. Cela commence à m'effrayer et me suggère un projet que je mettrai à exécution le plus tôt qu'il me sera possible, si vous m'assurez, Monsieur, qu'il ne peut être accompagné ni suivi d'aucun danger pour moi. Voici de quoi il s'agit :

Dès demain matin, si vous l'approuvez, je prendrai la dose du Biscuit-Médicinal que vous allez me prescrire. Sitôt après, je ferai venir mon docteur, pour qu'il observe et soit témoin de l'effet que ledit Biscuit produira sur moi, en lui faisant accroire que je me suis administré la dernière médecine qu'il m'a ordonnée.

M. Le Pelletier. — Madame, je vous donne ma parole que ce procédé ne pourra que vous être profitable ; mais votre docteur sera alors exposé, contre son intention, à faire implicitement les plus grands éloges du Biscuit-Médicinal, dans la pensée de prôner les prétendus bons effets de son ordonnance.

Mme DE B***. — Cette mystification lui est bien due, pour avoir perfidement médit de votre Biscuit-Médicinal. Après-demain, j'aurai l'honneur de vous rendre compte du résultat.

CONCLUSION.

Mme de B*** a tenu parole, et, de même que Mme la baronne sa sœur, elle a recouvré la santé en peu de jours, par suite de l'usage qu'elle a fait du Biscuit-Médicinal-Le-Pelletier. Cette dame y a recours de temps à autre par précaution, et comme médecine préservative de maladie ; mais, chaque fois qu'elle en prend, elle a la discrétion de faire accroire à son docteur qu'elle se purge suivant son ordonnance, ce dont ce médecin se félicite ridiculement, ne soupçonnant pas la mystification qui l'oblige à faire si positivement l'éloge du Biscuit-Médicinal-Le-Pelletier.

Au surplus, le public doit éviter soigneusement de se servir des faux Biscuits dits Médicinaux purgatifs et contre les vers, débités par les contrefacteurs. Pour se garantir de cette fraude dangereuse, il faut suivre les indices de l'ordonnance qui se distribue chez l'Auteur, M. P. LE PELLETIER, médecin-consultant, place de l'Ecole, n° 4, près la rue de l'Arbre-Sec et le Pont-Neuf, quartier du Louvre, à Paris.

ORDONNANCE

CONCERNANT

LE THÉ-ÉCLÉTIQUE INDIGÈNE

DU MÉDECIN M. P. LE PELLETIER.

[Prix 1 franc la boîte.]

LE Suprême Créateur, dans sa prévoyaute et perpétuelle sagesse, a fait toutes choses en concordance mutuelle et relative à la constitution propre à chaque individu, à chaque contrée et à chaque partie du globe ; d'où suit que toutes choses, qui sont nécessaires l'une à l'autre, et spécialement à l'homme, sont circonscrites par localités. Mais, dans l'état actuel de la société, l'homme tient peu de compte de cet axiome; il s'immole insensément à son insatiable ambition, et, sous le prétexte vain d'un mieux chimérique, il s'élance à grands frais, à travers mille dangers, d'un bout à l'autre de la terre, pour chercher à son antipode des secours et des bienfaits que la Providence a semés libéralement dans les lieux qui l'ont vu naître. Par exemple, et relativement à l'objet que nous avons ici en vue, sommes-nous raisonnables d'aller chercher le thé en Chine, tandis que l'Europe nous en fournit abondamment et de plus convenable à nos idiosyncrasies (à notre tempérament)? Le Thé-Eclétique indigène, confectionné selon la recette de M. P. Le Pelletier, médecin, dont est ici spécialement question, en offre un exemple important.

Ce Thé est la combinaison gracieuse des simples les plus utiles à la santé, tels que les pétales de fleurs d'oranger, de mauve, de petite centaurée, de buglose; les feuilles de germandrée, de mélisse mâle, de petite sauge, de petite centaurée et de botrys, etc. Il est d'autant plus efficace, que les plantes qui entrent dans sa confection sont choisies, nettoyées et réunies sans épargne, avec un soin scrupuleux, dans les proportions prescrites selon l'ordonnance de l'auteur, M. P. Le Pelletier, médecin. Alors ce Thé-Eclétique indigène est à la fois simple et composé, agréable à la vue, à l'odorat et au goût. Son usage, qui n'est jamais nuisible, est constamment bienfaisant. Ce Thé délaie le sang, facilite la circulation, purifie les humeurs, résout les obstructions, convient contre les maladies de la poitrine, remédie aux maux de nerfs, dissipe les vapeurs, les migraines, est très-salutaire contre les convulsions des enfans, chasse les vents, divise et résout les glaires et les mucosités, corrige la bile, porte remède aux maux de lait, aux fleurs-blanches, facilite l'écoulement des règles, et fortifie l'estomac, etc.

La dose du Thé-Eclétique-Le-Pelletier est une pincée pour un demi-setier d'eau. On mettra le thé dans l'eau au moment qu'elle est en ébullition ; on le fera bouillir durant deux ou trois secondes ou mouvemens de pendule, puis on le tirera du feu ; on le laissera couvert infuser l'espace de quelques minutes ; on le coulera à clair, et l'on y ajoutera, à volonté (*ou selon l'ordonnance spéciale du médecin*), du sucre, du miel, du sirop d'orgeat, de guimauve, de gomme, de violettes, de groseilles framboisé, d'oranges, etc. ; on peut y ajouter de la crême ou du lait.

On use du Thé-Eclétique par précaution, de temps à autre, pendant dix à quinze jours de suite ; mais, dans le cas d'indisposition, aussi long-temps qu'on en a besoin. Il convient d'en prendre au moins deux ou trois tasses par jour, savoir : un bol ou une bonne tasse le matin à jeun, une tasse au milieu de la journée, et une tasse le soir, ayant soin de le préparer chaque fois au moment d'en user. Les personnes enrhumées et celles soupçonnées attaquées de la poitrine, pour s'humecter plus souvent, subdiviseront chaque tasse en trois portions, ce qui fera neuf petites potions par jour.

Remarque. — Les personnes instruites préfèrent le Thé-Eclétique-Le-Pelletier au thé de la Chine, et en usent de même au déjeuner et l'après-dîner. MM. les médecins lui trouvent des vertus supérieures plus en rapport aux besoins et à la constitution des Européens, et conséquemment plus salutaire que ne l'est le thé de la Chine.

THÉ-ÉCLÉTIQUE INDIGÈNE,

Confectionné selon la recette de M. P. Le Pelletier, *Médecin, directeur du Bureau de Consultation médicale, place de l'École, n. 4, attenant le quai de l'École, à Paris.*

Pour garantir le public de fraude, ce Thé indigène se débite seulement chez J. B. Lecœur, herboriste-grainetier, rue des Ballets, n° 1, près la rue Saint-Antoine et la Force, à Paris.

Chaque boîte porte une étiquette telle que ce modèle, et est scellée du cachet de l'auteur.

Prix : 1 fr. la boîte.

ORDONNANCE

CONCERNANT

LES TABLETTES PECTORALES-HORTENSIA,

DE M. P. LE PELLETIER,
Médecin-Consultant.

Aussi agréables au goût qu'efficaces pour soulager et guérir les asthmatiques, résoudre et dissiper les rhumes anciens et nouveaux, les toux nerveuses, les coqueluches et tous les maux de poitrine.

(Prix : 30 sous la boîte de deux onces.)

DURANT le cours de cinquante ans de pratique, M. P. Le Pelletier, médecin, espérant rencontrer un spécifique pectoral plus efficace, s'il se pouvoit, que les Tablettes-Hortensia, a successivement essayé les diverses innovations conseillées en qualité de pectoraux, tels que pâtes de jujube, pastilles, tablettes de guimauve, etc., sirops d'ipécacuanha, de gomme,

de diacode, de mou de veau, de limaçon, au
gruau, au salep de Perse, au lichen d'Islande, etc. etc.; mais ses essais l'ont convaincu
qu'aucuns desdits pectoraux ne sont aussi salutaires que les Tablettes-Hortensia pour calmer
la toux, résoudre et guérir le rhume et les
maux de poitrine.

Dose et manière d'employer les Tablettes-Hortensia.

Les personnes d'âge adulte et au-dessus,
laisseront fondre dans leur bouche quatre tablettes à leur réveil; huit dans le cours de la
journée en allant et venant à leurs affaires, et
quatre l'une après l'autre en se couchant,
avant de s'endormir. Aux enfans on en donnera de la même manière, mais moitié moins
qu'aux grandes personnes.

Pour accélérer la guérison des rhumes et des
maux de poitrine, on ajoutera à l'emploi des
Tablettes-Hortensia l'usage de trois tasses par
jour d'infusion de Thé-Eclétique indigène,
suivant l'ordonnance du médecin Le Pelletier

ci-dessus exposée : on aura soin de se vêtir chaudement, et de se garantir, autant qu'on le pourra, de l'impression de l'air humide et froid de l'atmosphère. (*Voyez pag. 56, l'Avis aux personnes des deux sexes.*)

GRAIN ODONTALGIQUE

FAISANT PROMPTEMENT CESSER LES VIVES ET DÉCHIRANTES DOULEURS DU MAL DE DENTS.

L'EXCESSIVE souffrance, occasionnée par le mal de dents, engage trop souvent à se les faire arracher ; alors on se prive des instrumens de la mastication, préparation des bonnes digestions, on détruit les soutiens et l'ornement de la bouche et de la figure, on s'expose à des hémorragies dangereuses et autres accidens, dont on peut se préserver par le recours à l'application du grain odontalgique, possédant la vertu de faire cesser, comme par enchantement, les douleurs atroces du mal de dents.

Manière d'employer le grain odontalgique.

On appliquera ce grain à l'endroit douloureux, ou dans le trou de la dent lorsqu'elle est cariée; on le recouvrira d'un petit tampon de charpie fine, ou d'une petite compresse de linge en plusieurs doubles; on maintiendra le tout en place en rapprochant les mâchoires et les dents opposées, les unes avec les autres, et en s'abstenant de parler. (*Voyez* pag. 36.)

Contre le mal de dents des enfans en bas âge, on aura préférablement et uniquement recours à l'Elixir-Balsamique. (*Voyez* pag. 76 et 77.)

POMMADE OPHTHALMIQUE

QUI RAFRAICHIT, FORTIFIE LA VUE, ET REMÉDIE AUX MAUX D'YEUX.

[Prix : 1 fr 50 c la boîte.]

Manière d'en user.

On en graissera légèrement et extérieurement les paupières jusqu'aux bords des cils. Ce pansement sera répété deux fois par jour; savoir, le matin en se levant et le soir en se couchant.

Le matin, avant le pansement, on se nettoiera les paupières et le bord des cils, en les oignant avec du beurre frais ou de l'huile fine d'olives, que l'on essuiera ensuite légèrement avec un linge doux. (*Voy. l'Avis*, pag. 36.)

ELIXIR-BALSAMIQUE,

CORDIAL, ODONTALGIQUE ET COSMÉTIQUE,

SURNOMMÉ

EAU D'OR.

[Prix : 2 fr. le flacon.]

L'ELIXIR - BALSAMIQUE cordial du médecin M. P. Le Pelletier s'administre avec de grands succès en qualité de corroboratif stomachique, contre les foiblesses et les maux d'estomac, contre les vents et les digestions difficiles, la suppression accidentelle ou l'écoulement pénible des règles, et comme liqueur de santé après les repas.

Dans les différens cas ci-dessus dénommés, on prendra une cuillerée à café d'Elixir-Balsamique, mêlée dans deux cuillerées à bouche d'eau bien sucrée. On en répétera l'usage de la même manière deux ou trois fois par jour, selon le besoin.

Les vertus odontalgiques, anti-putrides et anti-scorbutiques, de l'Elixir-Balsamique le rendent très-efficace pour tenir la bouche saine, rendre l'haleine agréable, raffermir les gencives, blanchir les dents, les préserver de chute prématurée, et faire passer la plupart des maux de dents. Pour cet effet, on mêlera trente gouttes d'Elixir-Balsamique dans quatre à cinq cuillerées d'eau (dégourdie), et on s'en servira à l'aide d'une petite brosse douce ; puis l'on s'en gargarisera plusieurs fois en la tenant dans la bouche pendant quelques secondes.

Les personnes, qui ont la bouche pâteuse, mauvaise, échauffée, qui sont sujettes aux fluxions et aux maux de dents, qui ont les gencives molles, pâles, fongueuses, gonflées, saignantes, livides, douloureuses, qui ont les dents décharnées, de la disposition au scorbut, ou qui seroient affectées des suites du mercure, ou de tout autre médicament agissant sur les dents, se rinceront soigneusement la bouche matin et soir (plusieurs fois par jour), comme il est ordonné ci-dessus.

Contre les vives douleurs de dents, on im-
bibera d'Elixir - Balsamique pur un peu de
coton ou de charpie fine, que l'on appliquera
et qu'on maintiendra à l'endroit douloureux.
Si la douleur persistoit, ce qui arrive rarement, on aura recours à l'application du *Grain
odontalgique* qui la fera cesser indubitable-
ment. (*Voyez* pag. 72 et 73.)

Par ses vertus cosmétiques, l'Elixir-Balsamique donne de la fraîcheur et de la pureté à
la peau ; il parfume l'eau commune à laquelle on le mêle, soit pour se laver la figure
après la barbe, ou habituellement pour se laver
les mains et toute autre partie du corps ; trente
à quarante gouttes d'eau suffisent par demi-
setiers d'eau. Ainsi combiné et employé en
lotions et en injections par les dames, il
raffermit les parties sexuelles, remédie aux
fleurs-blanches. (*Voyez* pag. 59, section n° 101
de l'ouvrage intitulé : Eveil a l'attention
universelle, première et seconde édition.)

LINIMENT COSMÉTIQUE

DÉPURATOIRE, INCOMPARABLE ET UNIQUE,

Pour guérir les dartres, les pustules, les vieux ulcères, les boutons, les clous, les croûtes laiteuses, l'engorgement des glandes, etc.

[Prix : 3 fr. le pot.]

Le Liniment dépuratoire de M. P. Le Pelletier, médecin, est le plus efficace des remèdes anti-dartreux et de toutes les maladies de la peau, qu'il rend douce, veloutée et pure.

Sa couleur rose tendre ne lui est pas donnée pour le rendre agréable à l'œil, mais parce qu'il reçoit un accroissement de vertus de la nature des principes colorans qui entrent indispensablement dans sa composition. En vieillissant et en rancissant, loin de perdre ses propriétés, il acquiert de l'oxigène qui lui donne plus d'énergie.

Manière d'employer le Liniment Cosmétique dépuratoire.

Contre les dartres, les pustules et l'engorgement des glandes, on en graissera les parties attaquées au moins le soir, et, si on le peut, aussi le matin, en frottant légèrement durant quelques secondes, pour faire pénétrer ce remède; et, s'il arrive qu'il imprime à la partie malade un sentiment de cuisson incommode, les pansemens suivans, on ne fera qu'en oindre les parties. En outre, il faut avoir soin de raser et débarrasser la partie des poils ou des cheveux qui peuvent s'y trouver; et, de temps à autre, on les nettoiera avec du beurre frais ou de l'huile d'olives, que l'on essuiera ensuite légèrement avec un linge doux.

Les gerçures, les chancres et les ulcères seront pansés avec le Liniment dépuratoire, étendu sur de la charpie fine et douce, ou sur un linge fin dont on couvrira le mal. Ce pansement sera répété deux fois par jour, le matin et le soir. (*Voyez* pag. 56, l'avis aux personnes des deux sexes.)

OBSERVATIONS CURIEUSES

CONCERNANT

LES VERTUS DU LINIMENT COSMÉTIQUE DÉPURATOIRE CONTRE LES DARTRES LAITEUSES, etc

---

Il s'étoit écoulé quinze jours depuis que Mme Gervais, propriétaire et fermière près Mantes, étoit heureusement accouchée d'un fils, qu'elle allaitoit, lorsque, par un beau jour, tenant son enfant à son sein, cette bonne mère se promenant le long de la haie de clôture de son jardin, des clameurs appelèrent son attention.

Qu'on juge de son épouvante en apercevant, à peu de distance, ses voisins poursuivant un chien enragé, lequel, en fuyant, se dirigeoit précisément sur elle ! Mme Gervais conçut soudain la volonté de se sauver, plutôt pour garantir son enfant qu'elle même ; mais il lui devint impossible d'exécuter cette prudente résolution : ses jambes fléchirent, et elle tomba à terre, au moment où cet animal furibond s'élança pour la mordre, mais qui, au même instant, fut adroitement atteint d'une balle de fusil, qui l'étendit roide mort aux pieds de la défaillante fermière.

Cette femme et son enfant furent relevés par les voisins accourus à leur secours, et portés dans sa maison ; car bien qu'elle n'eût pas entièrement perdu connoissance, il lui étoit survenu un tremblement et une foiblesse générales, qui ne cessa qu'une demi-heure après l'événement qui lui avoit causé tant d'effroi : heureuse encore, si cette bonne mère en eût été quitte pour la peur ; mais voici ce qui lui succéda : d'abord elle s'aperçut qu'elle n'avoit plus de lait dans les seins ; des douleurs atroces se firent sentir dans la région abdominale ; l'inflammation la plus intense du bas-ventre eut lieu, et mit sa vie en danger durant sept jours consécutifs. Dans la matinée du huitième jour, la malade se plaignit, disant que tout le mal qu'elle avoit jusqu'alors éprouvé dans l'abdomen lui paroissoit transporté à la peau du ventre et des cuisses. On y regarda, et l'on vit la peau desdites parties hérissée de boutons lenticulaires d'un rouge écarlate, à partir du nombril jusqu'aux parties moyennes et internes des deux cuisses, recouvrant les parties sexuelles et les plis inguinaux. Des interstices de ces innombrables boutons suintoit une humeur visqueuse, qui faisoit coller sa chemise après la surface des parties malades, laquelle chemise, en se décollant, au moindre mouvement que faisoit cette femme, lui arrachoit la peau, et la mettoit en sang.

Mᵐᵉ Gervais avoit épuisé le savoir de tous les médecins qu'elle avoit consultés dans le cours de huit années consécutives, sans obtenir aucun soulagement à ses souffrances, après lesquelles elle s'étoit séquestrée, durant neuf mois, à l'Hôtel-Dieu de Paris (c'étoit du vivant du célèbre chirurgien M. Dessault), sur l'assurance qu'on lui avoit donnée qu'elle y trouveroit sa guérison, mais ce fut en vain ; elle sortit de cet hospice dans le même état qu'elle y étoit entrée.

Cette femme alloit retenir sa place aux voitures publiques pour s'en retourner dans son village, quand, faisant une visite d'adieu à Mᵐᵉ Perrier, de qui elle tenoit une ferme en loyer, cette dernière la retint bon gré, mal gré chez elle, pour lui faire essayer contre son mal, réputé incurable, le Liniment cosmétique dépuratoire du médecin M. P. Le Pelletier, dont ladite dame Perrier avoit vu les bons effets dans plusieurs cas analogues.

Après huit jours d'usage, ce remède, éminemment anti-dartreux, avoit opéré un changement et un soulagement si visiblement avantageux au mal qui, depuis tant d'années, affectoit si péniblement

Mᵐᵉ Gervais, que, ne désespérant plus de sa guérison, elle résolut d'en continuer l'emploi, ce qu'elle fit durant six semaines consécutives, au bout duquel temps elle cessa de s'en oindre les parties ci-devant attaquées de dartres vives fluentes, parce qu'elle s'en trouva parfaitement guérie.

———

Depuis quinze ans, M. Firm***, marchand de nouveautés à Paris, étoit affecté de dartres squammeuses sur les deux pieds, embrassant les quatre chevilles, et remontant sur la partie antérieure des jambes jusque près les genoux. Sur la malléole interne de la jambe droite étoient quatre trous ou ulcères sordides à rebord calleux, de figure déchiquetée, irrégulière. Les deux jambes étoient considérablement engorgées, gonflées, roides et douloureuses. Tous les soirs ce malade étoit tourmenté par un violent prurit, qui l'engageoit à se gratter jusqu'à ce que des cuissons les plus aiguës le forçoient de cesser de se déchirer la peau des jambes : alors il les enveloppoit de linges imbus d'eau de Goulard, et tâchoit après de s'endormir.

Les médecins les plus vantés et tous les charlatans lui avoient, disoient M. Firm***, administré et bien chèrement fait payer leurs arcanes, sans lui procurer le moindre soulagement; et, faute de remède, il étoit résigné à vivre avec son mal, lorsqu'une lueur d'espérance de guérison vint le tirer de son indifférence pour la médecine. Voici comment cela eut lieu.

La femme de chambre de M*me* N*** (épouse d'un banquier à Paris), vint payer à M. Firm*** un mémoire des marchandises qu'il avoit fournies pour M*me* N***, de la santé de laquelle il prit la liberté de s'informer. La femme de chambre qui, de son naturel, étoit assez causeuse, saisit cette occasion de jaser. Entre autres choses, elle raconta au marchand de nouveautés que, depuis un an que sa maîtresse avoit recouvré la santé, elle n'étoit plus reconnoissable; tant elle étoit devenue fraîche et gaie. Il est vrai, ajouta Mélanie (*c'est le nom de cette femme de chambre*), que M*me* N*** a été guérie comme par miracle d'une vilaine dartre, bien mal placée, puisqu'elle occupoit l'oreille gauche, qui en étoit hideuse : les dégoûtantes croûtes dont elle étoit couverte s'étendoient à la face et au cou, du même côté, entre lesquelles suintoit un pus verdâtre d'une odeur infecte. M. Alib***, qui passe pour être si savant sur les maladies de la peau, n'a pas été plus adroit que les autres docteurs que Madame a consultés avant lui; et elle désespéroit de pouvoir jamais guérir, lorsque, pour remédier à son inappétence, sur le conseil que je lui en donnai, Madame ent recours au Biscuit-Médical-Le-Pelletier, et en cherchant l'ordonnance relative à l'usage de cet excellent biscuit purgatif, insérée dans le RÉPERTOIRE DES AMIS DE LA SANTÉ, elle découvrit, dans ledit Répertoire, l'article intitulé : *Liniment-Le-Pelletier, incomparable et unique pour la guérison des dartres.* Madame le lut avec empressement ; puis, s'adressant à moi : Vite, vite, Mélanie, allez me chercher de ce liniment ! — Mais, Madame, quel liniment voulez-vous dire ? — Quoi, vous ne voyez pas ce liniment qui guérit les dartres ? Allez vite, et revenez de même. — Comment, Madame, sans consulter ? Ne craignez-vous pas ?.... — Point d'observations, Mélanie, je ne crains rien, et je préfère mourir, si je ne puis guérir, à vivre davantage avec mon infirmité dégoûtante, qui me fait repousser de toute société, et me condamne à végéter tristement dans la retraite, où je ne suis qu'un misérable objet de commisération pour mon mari et ceux qui me servent. Mais il me vient une idée ; accompagnez-moi, Mélanie. La voiture étoit attelée pour Monsieur, qui se disposoit à sortir ; nous montâmes dedans, Madame et moi, et, en peu de minutes, nous voilà chez M. Le Pelletier, médecin-accoucheur et consultant. Il examina le mal de ma maîtresse, et lui dit ensuite que c'étoit peu de chose. — Comment, reprit Madame, qui, enchantée de ce peu de paroles, suffoquoit de joie et d'espérance, un mal affreux dont je suis atteinte depuis sept ans, est, dites-vous, peu de chose ! —

Oui, Madame, reprit froidement le médecin, c'est peu de chose : vous serez convaincue de cette vérité avant quinze jours, s'il vous plait d'employer les moyens efficaces de guérison; car à cette époque, sans être encore totalement guérie, votre état de bien-être, et la grande diminution des symptômes les plus désagréables à la vue, ne vous permettront pas de douter du succès prochain de votre guérison radicale.

En retour de deux pots de Liniment dépuratoire que lui remit ce médecin, et pour la consultation, Madame déposa quinze pièces d'or de 20 fr. sur son bureau; libéralité que je trouvai prématurée, ce dont, en revenant dans notre voiture, j'osai faire l'observation à Madame. — Va, ma bonne Mélanie, me dit-elle alors, je ne bornerai pas là ma générosité; car si, comme j'en ai le pressentiment, je guéris, je veux, en réjouissance de ce bonheur inattendu, te faire un cadeau semblable, indépendamment du témoignage de ma satisfaction que je me propose d'en donner à l'auteur de ce précieux remède.

Ici M. Firm*** interrompit Mélanie. — Ah! Mademoiselle, si ce Liniment pouvoit aussi me guérir, que ne donnerois-je pas! Mais mes dartres ne sont pas de même nature : les médecins qui m'ont soigné m'ont assuré qu'elles viennent d'un vice héréditaire : conséquemment, il n'y a pas d'espoir de guérison pour moi. — Bah! répliqua Mélanie, ils vous ont dit cela parce qu'ils ne pouvoient vous guérir. Au surplus, à votre place, je ne voudrois pas m'abandonner au découragement sans avoir employé le Liniment-Le-Pelletier, au moins pendant quinze jours. Ma maîtresse, qui étoit malade depuis sept années, n'a usé de ce Liniment que durant six semaines pour en obtenir sa guérison ; et je dois dire à son honneur, qu'elle a bien tenu parole, tant à l'égard du cadeau qu'elle m'avoit promis, qu'à l'égard des témoignages de sa reconnoissance envers M. Le Pelletier, médecin. — Vraiment, Mlle Mélanie, vos discours m'encouragent beaucoup, et pas plus tard que ce soir, je commencerai sur mon mal l'épreuve de ce remède.

M. Firm*** tint parole : ce même jour il s'en frotta les parties malades, et, chose bien remarquable, il s'abstint d'autant mieux de se déchirer à force de se gratter, que dès ce premier pansement la démangeaison fut supportable, et qu'elle cessa entièrement peu de jours après. Son traitement a duré trois mois. M. Firm*** a repris, avec la santé, de l'embonpoint, de la vigueur et de bonnes jambes. Maintenant sept années se sont écoulées depuis sa guérison.

N. B. On pourroit former un in-folio des innombrables récits des guérisons de dartres et autres maladies de la peau, opérées par la seule application du Liniment dépuratoire; mais pour ne pas fatiguer l'attention de nos lecteurs, nous nous bornerons aux exemples ci-dessus rapportés. (*Voyez* l'article LINIMENT DÉPURATOIRE, page 78.)

REMÈDE

CONTRE LES HERNIES OU DESCENTES.

Trop souvent encore, de nos jours, la mauvaise foi, la crédulité et l'ignorance préconisent de vains topiques, contre l'incommodité sérieuse que nous avons ici pour objet ; incommodité qui attaque inopinément, et met dans le plus grand danger, la vie des personnes des deux sexes, de tous les âges et de toutes les classes de la société.

En effet, nul ne peut éluder les causes accidentelles si fréquentes de cette infirmité, puisqu'un rhume, des quintes de toux, un faux pas, une chute, les ris immodérés, l'éternument, les cris, les efforts pour aller du ventre, les habillemens trop serrés, le cahot des voitures, les secousses du cheval, l'exercice de la danse, les armes, l'intempérance des passions, la colère, la grossesse, le travail et les suites de l'accouchement, l'épuisement et la maigreur qui succèdent aux maladies, la délicatesse de l'enfance, la foiblesse de l'âge avancé, des dispositions individuelles, donnent lieu aux hernies, dites vulgairement descentes.

On entend par hernie ou descente une tumeur produite par la chute ou le déplacement de quelqu'une des parties molles et flottantes qui sont contenues dans la capacité du bas-ventre, tels que l'épiploon, les intestins, même le péritoine, l'estomac, la matrice, etc.

Au commencement, cette tumeur est molle, plus ou moins volumineuse, sans changement de couleur à la peau ; elle cède à la pression des doigts, diminue de grosseur quand le malade est couché. Au moment de la réduction, un bruit de gargouillement se fait parfois entendre ; mais cette tumeur reparoît lorsque la pression cesse : elle s'accompagne fréquemment de nausées, de maux de cœur, de coliques, de vomissemens, d'étranglemens, d'inflammation et de gangrène. Enfin, les personnes robustes et bien portantes d'ailleurs périssent en peu de jours, faute de porter un bandage convenable, pour prévenir l'étranglement de la hernie, l'inflammation et la gangrène des viscères du bas-ventre.

Il n'est aucun point, dans toute l'étendue du bas-ventre, qui ne puisse devenir le siége d'une hernie : celles que l'on nomme inguinales et crurales sont les plus communes ; viennent ensuite les ombilicales, les ventrales, les descentes du vagin, de la matrice, etc. etc. Elles sont d'autant plus volumineuses, qu'elles sont plus anciennes, et qu'on les a plus négligées ou mal soignées.

La plus petite hernie, si elle n'est contenue par un bandage convenable, peut causer la mort ; pourquoi les personnes qui sont affligées de cette infirmité doivent s'abstenir de lever ou de porter des fardeaux, de chanter, de courir, de crier, de se livrer à aucun exercice violent ; autrement, elles sont exposées à perdre inopinément la vie.

Le véritable et unique remède contre les hernies, est la pression mécanique, graduée et permanente du bandage herniaire à ressorts, confectionné selon les circonstances, et appliqué de sorte à empêcher constamment l'issue des parties qui donne lieu à la hernie, observant de porter et de garder ledit bandage herniaire jour et nuit; en outre, il est urgent d'avoir deux bandages, parce que s'il arrive que celui qu'on porte se casse, on le remplace aussitôt, sans le moindre délai, par le second bandage qu'on a en réserve; et, par cette précaution, on se garantit d'accidens funestes.

Contre les hernies des plis de l'aine, nommées crurales et inguinales, les bandages à ressorts sont simples à une pelotte, et doubles à deux pelottes. Quoiqu'on ne soit attaqué de hernie que d'un côté, on doit recourir préférablement au bandage herniaire, dit doubles demi-corps, qui comprime symétriquement les deux plis de l'aine, et empêche la hernie de passer de l'un à l'autre côté, comme il arrive quelquefois durant l'usage du bandage simple.

On remédie à la descente de matrice, par l'application d'un pessaire en gomme élastique.

Soit par ignorance du danger, lésinerie, ou sous prétexte d'économie, on se gardera bien d'acheter et de faire usage des bandages colportés dans les rues des villes et dans les campagnes, où, sous l'appât du bas prix, de soi-disant fabricans encombrent de bandages malsains les apothicaires et autres personnes peu scrupuleuses, qui tiennent cette branche de commerce, parce que ces bandages proviennent des ventes après décès, qui ont lieu dans les hôpitaux, et qu'une surpeau les recouvre et masque les vieilles garnitures qui sont le plus souvent imprégnées de la sueur et autres émanations virulentes des malheureux qui les ont portés. Il sera plus sûr de s'adresser directement à la fabrique de bandages, dirigée par M. Le Pelletier, chirurgien herniaire, place de l'Ecole, n° 4, aboutissant à la rue de l'Arbre-Sec, attenant au quai de l'Ecole, quartier du Louvre, à Paris.

Les personnes éloignées, qui voudront se procurer de bons bandages de la susdite fabrique, auront soin de comprendre dans leurs lettres de commande un fil donnant la mesure des bandages qu'elles désireront. Cette mesure sera prise autour du corps, à la hauteur de la descente; elles indiqueront en même temps le volume, le côté et la partie où la hernie est situce. (*M. Le Pelletier ne reçoit que les lettres affranchies.*)

(*Voyez* pag. 36, l'Avis aux personnes des deux sexes.)

TOPIQUE BALSAMIQUE

ANTI-GOUTTEUX.

Ce topique a la vertu d'attirer de l'intérieur à l'extérieur la phlegmasie goutteuse du système des vaisseaux blancs ; d'éloigner des centres vitaux, en la dirigeant sur les pieds. toute la matière morbifique, de déterminer d'abondantes transpirations locales, qui, donnant une issue à ladite matière morbifique, délivrent de la goutte.

Ordonnance concernant la manière de préparer et d'appliquer le topique balsamé antigoutteux.

Délayez dans une casserole, avec suffisante quantité d'eau, douze onces de farine de graine de lin, première qualité; quatre onces de pain blanc émié; faites cuire en consistance de panade un peu épaisse, ayant soin, durant la cuisson, de remuer ce mélange, pour l'empêcher de brûler. En le tirant du feu, ajoutez et mêlez une once ou la moitié du contenu d'un flacon d'Elixir-Balsamique Le Pelletier; puis, étendez le tout sur un grand linge qui soit sans coutures ni ourlets, ayant attention que ce cataplasme soit assez grand (quand il est destiné pour le membre inférieur) pour entourer tout le pied, les malléoles et la jambe, jusqu'à la moitié du mollet. Au moment de l'appliquer, arrosez toute la surface avec une once, ou l'autre moitié restante d'Elixir-Balsamique, puis, sitôt que ce cataplasme est posé, enveloppez de flanelle, et recouvrez le tout de taffetas gommé, afin de favoriser et d'accroître la transpiration de la partie, chose nécessaire à l'issue de la matière morbifique de la goutte.

Ce topique ne se renouvelle que toutes les vingt-quatre heures, et chaque fois qu'on le change, il faut habilement laver la partie avec de l'eau de guimauve chaude. Il faut aussi avoir l'attention d'oindre, avec de l'huile d'olives, seulement la plante des pieds, ou bien d'interposer entre lesdites plantes des pieds et la substance du topique une gaze, parce que, faute de cette attention, le malade éprouveroit des douleurs dont l'un de ces procédés le garantit.

C'est lors de l'invasion de l'accès, qu'on a recours à ce cataplasme balsamé; et, chose remarquable, dans les cas où il n'y a qu'un seul membre qui soit attaqué de la goutte, on applique ledit topique simultanément et pareillement aux deux pieds, sauf qu'on en dégage le pied où ne s'est pas manifestée la phlegmasie goutteuse, quand la transpiration cesse d'être nauséabonde, tandis qu'on en continue l'application cinq à six jours de plus au membre qui étoit visiblement attaqué. Ci suit un exemple qui rendra la compréhension du présent article plus facile au lecteur.

Vers la fin de 1784, étant à Amsterdam en Hollande, un officier de marine me fut adressé pour le traiter d'une gonagre ou phlegmasie goutteuse, très-tendue et fort douloureuse, du genou gauche, qui le condamnoit à garder le lit, et sur lequel il ne pouvoit supporter le moindre attouchement. J'enveloppai séparément les deux pieds du patient et le bas des jambes, environ trois pouces au-dessus des malléoles, d'un cataplasme balsamé, pour chacun desquels j'employai un flacon (deux onces) d'Elixir-Balsamique. L'insomnie dont étoit accablé ce malade, depuis plusieurs jours, fit place, la nuit suivante, au calme tant désiré. Le troisième jour de l'application dudit topique, par l'effet d'une métastase, la maladie abandonna le genou, et envahit le pied gauche, dont toutes les articulations étoient devenues douloureuses; mais les souffrances étoient plus supportables que lorsqu'elle affectoit le genou, et s'affoiblirent sensiblement, en proportion qu'une transpiration, qui s'établit le cinquième jour, devenoit plus copieuse et nauséabonde.

Je remarquai que cette transpiration étoit aussi abondante et d'aussi mauvaise odeur au pied droit, quoiqu'il n'offrît aucun symptôme de la goutte, et l'odeur nauséabonde de cette excrétion ne cessa qu'au neuvième jour du traitement; alors, je supprimai le cataplasme du pied et de la jambe droite, et continuai celui du pied et de la jambe gauche, durant six jours encore que cet officier se trouvoit en convalescence, n'ayant plus que la foiblesse qui suit ordinairement les violentes attaques de goutte, à laquelle on remédie par un bon régime.

Pendant la durée de l'application du topique balsamé antigoutteux le malade garde le lit, observant de manger peu, en donnant la préférence aux alimens doux et de facile digestion; buvant chaudement et copieusement, dans tous les temps de la journée, d'une infusion à l'eau de Thé-Eclétique indigène Le Pelletier, à chaque tasse de laquelle on ajoute du sucre.
(*Voyez*, pag. 65 et suiv., l'ordonnance concernant le Thé-Eclétique-Indigène.)

Remarque.

Bien que la plupart des goutteux qui ont recours au susdit topique balsamé, soient guéris par l'effet salutaire d'un premier traitement, de la durée de dix à vingt jours, il est cependant quelques maladies desquelles ce genre de traitement ne fait qu'éloigner les accès, qui deviennent successivement plus courts; ce qui, dans ce cas, oblige, à chaque récidive, de répéter ledit traitement, pour obtenir la guérison radicale.

TRAITEMENT

ET REMÈDE DÉPURATOIRE SUPRÊME,

Facile à s'administrer soi-même contre les maux les plus fréquens.

Le Traitement dépuratoire consiste dans l'emploi suffisamment prolongé des procédés de médecine, comprenant l'observation d'un régime de vivre sobre, et l'usage du Remède spécifique dépuratoire suprême, possédant la vertu éminente de remédier aux lésions de la santé; par exemple, aux maux de nerfs, aux migraines et maux d'yeux rebelles, contre les écrouelles ou le vice scrofuleux, les maux de lait, l'engorgement et l'obstruction des glandes, le squirre et le cancer des seins, du pylore, les fleurs blanches de mauvais caractère, l'ulcère de la matrice, les écoulemens dits vénériens, les ulcères, les chancres, les excroissances, les pustules,

les dartres, les exostoses, les douleurs rhuma-
tismales et autres, la pulmonie, l'étisie, etc. etc.

Pour concevoir combien la médecine peut
être résumée et réduite au nécessaire, telle-
ment qu'un seul et même remède, modifié
suivant les circonstances, guérit les maux de
noms, de formes et d'effets d'apparence dis-
semblables, il ne faut que prendre en considération, ainsi que l'observation le démontre,
qu'il n'est point de maladie qui ne puisse dé-
pendre de l'influence et de l'action plus ou
moins visibles ou déguisées du virus sur l'économie animale, dont les diverses nuances,
symptômes et accidens dérivent et proviennent
tous également du même principe délétère,
transformé suivant la constitution particulière
à chaque individu qui s'en trouve attaqué;
d'où suit que la plupart des maux, de noms,
de formes et d'effets diversifiés, suivant les idiosyncrasies et les causes accessoires, n'ayant,
dans le fait, qu'une origine identique, n'offrent
dans leurs dissemblances qu'une maladie pour
le traitement et la guérison de laquelle un remède spécifique suffit; et ce spécifique fondant,
résolutif, doué de la vertu de neutraliser et

d'expulser le principe virulent qui caractérise et suscite les susdits maux est le *Remède dépuratoire suprême*, dont M. Le Pelletier, médecin, est l'auteur.

L'origine plus ou moins occulte de la plupart des maux qui accablent l'espèce humaine dont l'ignorance, le défaut de soins et l'intempérance rendent la source plus féconde, auxquels il faut ajouter l'insuccès des traitemens trop tardifs ou partiels, passagers, insuffisans, qu'on leur oppose, induit à l'erreur de réputer incurables plusieurs de ces maux, tandis qu'il est d'expérience qu'on en guérit par le recours en temps opportuns au Traitement dépuratoire, pratiqué avec patience et persévérance.

ORDONNANCE GÉNÉRALE

DU TRAITEMENT DÉPURATOIRE.

Sect. nº 1. — Ici je conseille spécialement le *Remède dépuratoire suprême*, confectionné sous forme pilulaire, parce que de la sorte, ce *Remède héroïque* est plus facile à transporter en voyage, plus aisé à cacher, pour les personnes qui veulent s'en servir en secret. (*Voyez* la note, pag. 109, sect. n° 12.)

Dose des Pilules dépuratoires.

Sect. n° 2. — N'importe le sexe, les malades âgés de dix huit ans et au-dessus, prendront *trois pilules* par chaque vingt-quatre heures, durant les quatre premiers jours du traitement ; *quatre pilules par jour*, à dater du cinquième, jusques et compris le douzième jour du traitement ; *cinq pilules par jour*, à compter du treizième, jusques et compris le vingtième jour ; *six pilules par jour*, du vingt et unième, jusques et compris le trentième jour du traitement ; *sept pilules par jour*, du trente et unième jour, jusqu'à la fin du traitement, dont la durée dépend de la gravité du mal, suivant que le principe morbifique est plus ou moins invétéré.

Manière de prendre les Pilules dépura-toires.

SECT. n° 3. — Comme on le pratique vulgairement à l'égard de toutes les sortes de pilules, elles se prennent l'une après l'autre ou plusieurs ensemble, selon que les malades ont plus ou moins d'adresse ou d'aptitude pour les avaler vivement, de sorte à ne les pas mâcher et à n'en pas sentir le goût. Pour cela, on les enveloppera dans un peu de sirop, ou de crême, ou de marmelade de fruit cuit, selon qu'on le trouvera à sa portée, ayant soin de faciliter le prompt passage des pilules dépuratoires, de la bouche jusque dans l'estomac, en buvant par dessus plusieurs gorgées d'eau pure ou affriandée par le sucre ou par le sirop de gomme ou d'oranges. Même les malades qui avalent aisément et à sec des pilules, ne se dispenseront pas de boire soudain quatre à cinq cuillerées à bouche d'eau pure ou sucrée.

SECT. n° 4. — On aura attention, autant qu'on le pourra, de ne point prendre le ***Remède*** *dépuratoire* dans un moment ou une circonstance où l'on se donne beaucoup de mouvement et d'agitation. C'est pourquoi il est plus sage de se l'administrer préférablement au moment de se mettre au lit, environ trois heures après le dernier repas. Cependant, ceux qui se trouveront gênés par leurs alentours, pour ont le prendre, soit le matin à jeun, ou bien dans le cours de la journée entre le déjeûner et le dîner, ou entre le dîner et le souper, en observant que ce soit environ trois heures après avoir mangé, et deux heures avant de prendre des alimens.

Sect. n° 5. — Les malades du sexe féminin (*les dames et les demoiselles*) auront soin, lors de l'apparition et pendant le cours de leurs règles, de ne prendre que moitié de la dose du remède, même d'en suspendre l'emploi durant cette époque, si elles sont délicates et faciles à émouvoir. (*Voyez* pag. 107, sect. n° 10.)

Sect. n° 6. — Pendant le cours du Traitement dépuratoire, on se rincera soigneusement la bouche une ou deux fois par jour, chaque fois avec un mélange de trente gouttes d'Elixir-Balsamique, délayé dans un demi-verre d'eau tiède : on se frottera les dents et légèrement les gencives avec une petite brosse douce, puis on se gargarisera plusieurs fois de suite. (*Voyez* pag. 56.)

Sect. n° 7. — Les habitudes de mauvais régime ne pouvant être réformées brusquement sans inconvénient, on s'accoutumera peu à peu à l'observation de la sobriété : on n'usera que des alimens doux et de facile digestion : on s'abstiendra des substances salées, fumées, épicées, de salades et autres crudités; de pâtisserie (les biscuits de fécule exceptés), des noix, des marrons, de café à l'eau, des glaces et des liqueurs, etc. (*Voyez* pag. 15 et suivantes, l'article **Régime.**)

Sect. n° 8. — Grand nombre des tisanes que l'on prescrit aux malades ne sont que des délayans accessoires de leur traitement; lesquelles tisanes tirent leurs principales propriétés de l'eau qui

entre indispensablement dans leur composition,
ce qui fait que les personnes qui ont l'habitude
de boire de l'eau pure, remplacent parfaitement
par cette boisson naturelle la plupart des tisanes.
Au surplus, on affriande et modifie soudain
l'eau, en y ajoutant à fur et mesure du besoin,
soit un peu de sucre, ou bien du sirop de
gomme, d'orgeat, de groseilles, à la framboise,
d'oranges, au choix du malade, tant que le médecin consulté n'en ordonne pas autrement dans
les cas exceptionnels. (*Voyez* ci-dessous, section n° 10.)

Sect. n° 9. — Les malades prendront en
grande considération qu'ils s'exposent à manquer la guérison radicale, en cessant prématurément l'usage du *Remède dépuratoire*,
tandis qu'ils ont au contraire toute garantie de
succès, en se traitant plusieurs jours encore
après la disparition complète des signes du mal

Sect. n° 10.—Les malades qui auront quelques
doutes ou qui se trouveront embarrassés, s'a-
dresseront soit en personne, soit par commis-

sion ou par lettre (port payé) à M. Le Pelletier, Médecin-Consultant, au bureau de consultations médicales, place de l'Ecole, n° 4, aboutissant à la rue de l'Arbre-Sec, attenant le quai de l'Ecole, quartier du Louvre, à Paris.

EAU DÉPURATOIRE.

—

Manière de l'employer.

Sect. n° 11. — **Les** malades qui ne peuvent avaler des pilules, si petites qu'elles soient, auront recours, pour se traiter, à l'*Eau dépuratoire*, ayant soin de la secouer dans le flacon qui la contient, toutes les fois, avant d'en verser la dose au moment d'en faire usage.

Sur les flacons qui renferment ladite *Eau dépuratoire* sont des traces indiquant la séparation et la mesure de chaque dose à prendre d'un seul trait, délayée dans trois à quatre cuillerées d'eau pure ou sucrée, environ trois heures après le dernier repas, au moment de se coucher. Sitôt après l'avoir bu, on se rincera la bouche avec quelques gorgées d'eau pure ou sucrée qu'on avalera par-dessus.

Les malades qui voudront masquer la saveur de l'Eau dépuratoire, mêleront chaque dose, au moment de la prendre, avec environ trois cuillerées à bouche de lait pur ou sucré, et, sitôt après l'avoir bue, ils se rinceront la bouche avec un demi-verre de lait pur ou sucré qu'ils boiront par-dessus.

Pour plus ample et indispensable instruction, voyez les conseils exposés dans le cours des sections n° 4, 5, 6, 7, 8, 9, 10.

SECT. n° 12. — *Nota*. L'article précédent, pag. 100, et suivantes au sujet du *Traitement* et du *Remède dépuratoire suprême*, est extrait de mon ouvrage intitulé : EVEIL A L'AT-TENTION UNIVERSELLE. Les personnes désireuses d'étendre leurs connoissances, et les malades qui voudront de plus amples éclaircissemens à ce sujet, l'un des plus dignes de leurs méditations, feront bien de se procurer ledit Eveil a l'attention universelle, qui leur découvrira des vérités dont ils sont vraisemblablement loin de soupçonner l'importance. Ils y puiseront en même temps des avis salutaires que je ne puis répéter ici, par des raisons qui ne peuvent être appréciées qu'après lecture et connoissance parfaite de cet ouvrage.

Nota. L'Eveil a l'attention universelle se vend à la librairie de M. Le Normant, rue de Seine, n° 8, faubourg Saint-Germain, à Paris.

MANIÈRE DE GUÉRIR LA GALE

AVEC LE LINIMENT,

OU AVEC L'EAU ANTIPSORIQUE DÉPURATOIRE

DE M. P. LE PELLETIER,
Médecin-Consultant.

—

La gale est une maladie si dégoûtante, si incommode et si fréquente, qu'on nous saura bon gré de lui consacrer le présent article.

Pour se traiter de la gale, on se servira, à son choix, soit de mon Liniment dépuratoire, soit de l'eau antipsorique. Si c'est au Liniment qu'on a recours, on s'en frottera, le matin et le soir, les parties qui sont attaquées, assez long-temps pour que ces parties s'échauffent un peu, afin de faire pénétrer ledit Liniment, dont deux pots, du prix de 5 fr. chaque, doivent suffire pour six à huit jours d'usage, terme ordinaire du traitement des gales simples.

Nulle préparation ne précède ni n'accompagne l'emploi de ce remède : il n'exige même pas un bain pour les gales simples ; cependant, lorsque la maladie est ancienne, très-étendue, caractérisée par des croûtes épaisses, un ou deux bains tièdes ne peuvent que disposer favorablement la peau à l'action du médicament.

Le jour qui suivra la dernière friction, on changera de linge et de vêtemens, parce que tous les objets qui ont servi aux galeux doivent être lessivés exactement, et les effets qui ne sont pas susceptibles d'être lessivés doivent être désinfectés au moyen de la vapeur du soufre ; car, faute de ces soins, lesdits effets donneroient la gale aux personnes qui s'en serviroient.

Les personnes qui préféreront se traiter de la gale avec l'eau antipsorique, au moment de l'employer, agiteront la bouteille qui la contiendra, et en verseront une ou deux onces dans un assiette creuse de faïence ; le malade y plongera la main, et se frottera toutes les parties où se trouvent des pustules galeuses, jusqu'à ce que la dose d'eau antipsorique prescrite soit épuisée : ces lotions se renouvellent deux fois par jour (matin et soir), et n'empêchent pas le galeux de vaquer à ses occupations ; six, huit ou dix frictions suffisent pour la guérison des gales simples. Après le traitement, on observera les précautions ordonnées ci-dessus.

Après la guérison de la gale, on éprouve quelquefois de la démangeaison : si alors on se gratte, il survient des boutons qu'on prend faussement pour un retour de gale. On remédiera à cet accident en s'abstenant de se gratter, et l'on calmera la démangeaison, en humectant de salive à plusieurs reprises les parties où ce prurit (la démangeaison) se fait sentir, ou avec du vinaigre, et les boutons se passeront insensiblement. (*Voy.* pag. 56, l'*Avis aux personnes des deux sexes.*)

COLLECTION

DE RECETTES USUELLES.

Dont l'usage sera ordonné suivant les besoins que pourront en avoir les personnes qui consulteront. (Voyez pag. 36.)

POUDRE

Pour tisane, diurétique, adoucissante et rafraîchissante. (Cette tisane sèche, portative, est commode aux malades qui se traitent en voyageant.)

Gomme arabique en poudre 1re blanc......................	Demi-once.
Nitrate de potasse pulvérisé.	Deux gros.
Sel d'oseille	Un scrupule.
Sucre royal en poudre.......	Cinq onces.
Mêlez.	

La dose de cette poudre-tisane est les deux tiers ou les trois quarts d'une cuillerée à bouche.

par chaque poisson ou verre d'eau, délayée et fondue dans la susdite quantité d'eau froide ou tiède, au choix ou suivant la liberté du malade, ce qu'il répétera tous les jours de quatre à sept fois, à différens intervalles, dans le cours de la journée.

TISANE TEMPÉRANTE.

Eau de rivière (ou potable). … ……… ………	Un lit. et dem
Orge mondé……………………	Une cuillerée.
Chiendent coupé grossièrement……. …………	Un paquet.
Racine d'oseille ratissée et effilée………… …………	Une once.
— de fraisier écrasée avec un marteau……………	Une demi-once.
— de guimauve ratissée et effilée……………………	Une onc. et dem.

Mettez le tout ensemble au feu, dans un coquemar ou autre vaisseau convenable; faites bouillir durant cinq à sept minutes, puis ajoutez :

Bois de réglisse ratissé et effilé............................	Demi-once.
Sel de nitre purifié.............	Un scrupule.

Laissez jeter quelques bouillons, puis tirez du feu : après une demi-heure d'infusion et de repos, coulez à clair, laissez refroidir, puis mettez en bouteille, et conservez en lieux frais. Cette tisane sera renouvelée tous les jours.

TISANE APÉRITIVE.

Eau de rivière (ou potable).	Deux litres.
Saponaire, toutes les parties de la plante coupées grossièrement....................	Une once.
Douce amère. Chiendent.... } de chaque....	Demi-once.
Racine de grande bardane ratissée et coupée par petites rouelles..................	Deux onces.
Racine de guimauve ratisssée et effilée....................	Deux onces.

Mettez le tout ensemble dans un coquemar

au feu, faites bouillir durant dix minutes, puis ajoutez bois de réglisse ratissé et effilé, demi-once ; laissez encore bouillir durant une minute, et tirez du feu. Après une heure d'infusion et de repos, coulez à clair, et conservez en lieux frais, dans des bouteilles bien bouchées. Cette tisane sera renouvelée tous les jours. On pourra mettre du sucre à la place du réglisse, si on le préfère, ou du sirop de gomme, de salsepareille ou d'orange.

GARGARISME DÉTERSIF, convenable dans toutes les maladies de la bouche et de l'arrière-bouche, appelées vulgairement maux de gorge.

Faites bouillir légèrement dans dix onces d'eau :

Feuilles de ronce.
d'aigremoine.. } de chaque. Demi-poignée.

Passez et ajoutez :

Sirop de mûres.
Miel rosat...... } de chaque.. Deux onces.
Bon vinaigre blanc........... Une cuillerée.

VIN ANTISCORBUTIQUE.

℞ Racine de raifort sauvage....................		Trois onces.
de grande bardane.....		Deux onces.
Feuilles de cochléaria..		
de cresson......	de chaque. Une	
de becabunga..	once et demie.	
de fumeterre...		
Semence de moutarde.		Une once et demie.
Sel ammoniac...........		Six gros
Vin blanc (trois bouteilles).......		Six livres.

Les racines seront ratissées et coupées par petites rouelles, les feuilles nettoyées et coupées grossièrement.

Mettez le tout ensemble dans une grande bouteille à large goulot, de capacité suffisante pour faire infuser à froid, durant deux fois vingt-quatre heures, ayant soin de remuer de trois heures en trois heures, puis coulez à clair, et conservez en lieux frais dans des bouteilles bien bouchées et couchées.

Nota. — Ceux qui veulent que le vin anti-scorbutique soit limpide, après l'avoir coulé à clair, le filtreront au papier joseph.

MÉLANGE ASTRINGENT *pour injections, dans le cas d'écoulement, de relâchement opiniâtre, après le traitement dépuratoire.*

℞ Sulfate de zinc. 3ı

Faites dissoudre dans une pinte d'eau distillée, chaude, puis ajoutez :

Laudanum liquide. 5ıı

Pour la manière de pratiquer les injections dans le cas dont est ici question, *voy.* pag. 56 et suivantes, sect. 97, 98, et 99 de l'ouvrage intitulé *Eveil à l'attention universelle.* (*Voy la note pag.* 110.)

POTION CALMANTE.

℞ Eau distillée de tilleul.
       de laitue. } *a a*.......... ℥ıı

       de fleurs d'orange.... ℥ı

       Sirop de gomme. .... ℥ı ʃ

       Gouttes anod. d'Hoff-
       man. .... XV.

Mêlez.

La dose est une cuillerée à bouche d'heure en heure.

Remarque. — Dans le cas de douleurs nocturnes, on rendra la potion ci-dessus plus anodine, en y ajoutant un grain et demi d'extrait aqueux *opii*, qu'on fera dissoudre avec l'eau de tilleul. Le docteur qui l'ordonnera en observera l'effet pour en modifier la dose par la suite, suivant l'exigence des cas qui se présenteront.

PILULES N° 1.

℞ Mercure suroxigéné. } a a....... 5 ½.
Extrait pur *opii*.... }

Sel ammoniac........ .... 51 ½.

Amidon de racine de zérumbeth. 5ı.

Eau de fleurs d'orange..... ..... Q. S.

F. S. L. 25o pilules.

PILULES N° 2.

℞ Mercure doux.. } en poudre.. a a.. 5ıı.
Cloportes....... }

Ethiops minéral en poudre. } a a.. ₃ ½.
Savon amygdalin.............. }

Jalap en poudre...... .... 5 VI.

Eau distillée de fleurs d'orange.... Q. S.

F. S. L. 3go pilules, roulées et conservées dans la poudre de réglisse.

PILULES N° 3.

℞ Limaille d'acier..... } a a.......... 5ı.
Cannelle en poudre.. }

Safran du Gâtinais.................... ⁶ı.

Eau de fleurs d'orange......... ..... Q. S.

F. S. L. des pilules du poids de trois grains chaque.

POTION MÉDICINALE MAGISTRALE.

℞ Extrait résineux de jalap......... gr. X.

Faites dissoudre avec le tiers d'un jaune d'œuf frais, puis ajoutez :

Sirop de fleurs de pêcher. ⎫
      de roses pâles. ⎬ a a....,.. ℥ IV.
      d'orgeat......... ⎭
Eau distillée de tilleul............... ℥ı ½.
Mêlez.

Nota. Cette potion sera composée au moment de la prendre.

AUTRE POTION MÉDICINALE.

Faites cuire dans un demi-setier d'eau quatre onces de petits pruneaux noirs. Prenez-en le jus, remettez-le au feu, en y ajoutant trois gros de follicule de séné avec un gros de rhubarbe concassée ; laissez jeter deux ou trois bouillons, ensuite coulez à clair. Replacez ce jus sur le feu, en y ajoutant deux gros de sel d'epsom et une once de sucre ; laissez réduire à un demi-poisson, que le malade boira tiède le matin à jeun ; et chaque fois qu'il aura été du ventre, il aura soin de boire une tasse de bouillon aux herbes ou de bouillon coupé, ou d'une infusion légère de Thé-Eclétique, à son choix. (*Voy.* pag. 36, l'*Avis aux deux sexes.*)

CONSEILS SUR LES BAINS GÉNÉRAUX.

Les bains de chaleur agréable portent dans le sang un véhicule humide, calmant et rafraîchissant ; ils relâchent les fibres, donnent de la souplesse à la peau, et favorisent la transpiration. Je conseille, lorsqu'ils seront ordonnés, de se les administrer préférablement le soir, cinq heures après le dernier repas, et de se mettre au lit peu après la sortie du bain. (*Voy.* pag. 107, section n° 10.)

Utilité des Clystères.

Lorsqu'on est échauffé, qu'on va difficilement à la garde-robe (*du ventre*), on a recours aux clystères d'eau tiède ou de décoction de graine de lin ou de pariétaire. On en prendra deux, l'un sitôt après la restitution de l'autre, observant de ne les garder que quatre à cinq minutes chacun.

A l'égard des clystères anodins, dans la composition desquelles entrent la tête de pavot, le laudanum liquide ou le sirop de diacode, on aura attention de n'en donner que la moitié du contenu de la seringue, et qu'il soit plutôt tiède que chaud, afin que le malade puisse le garder environ un quart d'heure, et davantage s'il peut. (*Voy.* pag. 107, sect. n° 10.)

Remarque sur la Saignée.

Les cas où l'opération de la saignée ou l'application des sangsues peuvent être utiles, ne sauroient être déterminés que par les médecins les plus expérimentés ; car la soustraction du sang, opérée à contre-temps, est mortelle. On ne doit donc pas se faire tirer du sang avec tant de sécurité ou d'insouciance que plusieurs se le permettent. (*Voy.* pag. 36, l'*Avis aux personnes des deux sexes.*)

PROPOSITION

Tendante à limiter le nombre des médecins en raison de la population, de les exempter de conscription et de patente.

—

Les puissans de la terre pourront-ils jamais apprécier et honorer suffisamment les médecins?

Par une exception de prédilection, la loi, en France, dispense du sort de la conscription militaire les jeunes gens qui, par des études douces et circonscrites, se destinent au facile service du sacerdoce, pour vivre tranquillement, sans périls et sans soucis, à l'ombre des autels.

Les exceptions de prédilection sont-elles donc toutes épuisées en faveur des seuls ministres du culte, et ne peut-il y en avoir pour les ministres de la santé, lesquels méritent bien aussi des priviléges de gratitude pour les études sans bornes, les travaux pénibles et constans auxquels les condamnent leur précieuse profession, dont les services physiques, moraux, évidens et positifs, ont le but le plus éminent, la conservation de l'homme, pour l'acquit de ses devoirs envers Dieu, la patrie et sa famille?

Ne seroit-il pas convenable de limiter le nombre des médecins en raison de la population? par exemple au nombre de quinze mille pour trente millions d'âmes : cela donneroit un médecin pour deux mille individus.

Les élèves en médecine seroient limités au double du nombre des médecins, c'est-à-dire à trente mille.

Les jeunes gens ne seroient admis au titre d'élèves en médecine qu'à l'âge de quinze ans révolus, aux conditions préalables d'être doués d'une bonne constitution, d'un physique gracieux, et sans la moindre difformité, possédant les langues latine et française, ayant fait leur rhétorique et leur philosophie, appartenant à des familles honnêtes en état de les soutenir durant tout le temps des études médicales, fixées à dix années consécutives, attendu qu'ils ne pourront être admis à succéder aux médecins prémourans qu'à l'âge de vingt-cinq ans. D'ailleurs, le nombre des docteurs que l'on recevroit annuellement seroit réglé sur celui des démissions et des décès, afin de ne pas excéder le nombre ordonné par la loi.

Si l'esprit d'ordre peut désigner et limiter le nombre des médecins et des élèves en médecine, et les études préparatoires, à l'obtention du diplôme de docteur en médecine, donnant le droit d'exercer l'art de guérir, la conscience du philanthrope qui se consacre à pratiquer cette science sublime, la plus compliquée et la plus utile, ne trouve de bornes à son instruction que celles de sa vie : bien que doué d'intelligence, de perspicacité et de mémoire, le besoin de savoir est intarissable ; il captive ce philanthrope dès son enfance et l'enchaîne jusqu'à l'âge le plus reculé, sans qu'il puisse jamais, par ses travaux constans, cumuler toutes les connoissances qu'il s'évertue à rechercher assidûment, en considération des secours qu'il en peut obtenir dans le cours de sa carrière au profit de l'espèce humaine. Sa plus honorable et sa seule récompense de tant de soucis, de tant de soins, de tant de travaux, est en raison du bien qu'il a fait à ses concitoyens et de celui qu'il leur fera ; car la profession de médecin est la plus mal appréciée et est ordinairement payée d'ingratitude.

Cependant les qualités requises de la part des personnes qui exercent l'art de guérir sont difficiles à acquérir. Le bon médecin devant avoir l'esprit judicieux, actif, pénétrant, courageux, prudent et conciliateur, il lui faut beaucoup de dextérité pour être capable des procédés opératoires, l'amour le plus sincère de l'humanité, le mépris des dangers qui compromettent habituellement son existence, résultant, par exemple, des dissections indispensables aux profondes études anatomiques, des autopsies cadavériques, le contact journalier avec les malades, les effluves contagieuses, pestilentielles des hôpitaux, des prisons, des épidémies, etc. etc.

Telles sont, par simple aperçu, les hautes qualités qui donnent aux médecins des droits à l'estime universelle que la nation leur devroit témoigner par quelques distinctions et immunités, lesquels priviléges, loin de blesser l'égalité physique des citoyens, seroient, dans ce cas, une concession à la fois volontaire, honorable et profitable à la nation qui l'accorderoit, tel, par exemple, que d'exempter les élèves en médecine de la conscription militaire, et de la patente pour exercer l'art de guérir, alors qu'ils seroient reçus docteurs-médecins.

CONSIDÉRATIONS

TRÈS-IMPORTANTES

CONCERNANT

LES MÉDECINS ET LES APOTHICAIRES;

ET IDÉES

DE PLUSIEURS AMENDEMENS AUX LOIS QUI RÉGISSENT LA MÉDECINE EN FRANCE, DANS L'INTÉRÊT DE L'ESPÈCE HUMAINE.

—

« En vertu de la loi du 19 ventose an XI (10
» mars 1803), on continue de recevoir chaque an-
» née trois classes de médecins; les uns sous le titre
» de docteur en médecine, les autres sous celui de
» docteur en chirurgie, puis les officiers de santé,
» qui exercent toutes les branches de l'art de
» guérir. »

(*Code des Médecins*, par J. P. BRULAC, édition de 1823, pag. 342, lig. 5 à 12.)

« Pourquoi tant de titres pour exercer la même
» profession ? »

(*Code des Médecins*, pag. 344, lig. 17 et 18.)

« Le titre de docteur en médecine devroit suffire,
» puisqu'il accorde le droit de traiter toutes les ma-
» ladies. Ensuite chacun, selon son aptitude à
» traiter les maladies internes ou à pratiquer les
» opérations chirurgicales, seroit libre d'entre-
» prendre leur traitement. »

(*Code des Médecins*, pag. 345, lig. 24 et suiv.
et pag. 346, lig. 1, 2 et 3.)

———

Pour concilier les droits de préséance entre les
docteurs en chirurgie et les docteurs en médecine,
nous comprendrons ces deux classes en une seule et
première classe ; d'après cela nous disons : la loi
distingue par le titre de docteurs les médecins de la
première classe, et ceux de la seconde par celui d'officiers de santé.

Est-ce par une concession accordée à la vanité que
la loi du 19 ventose an XI, relative à l'exercice de
la médecine, sépare en deux classes les individus
consacrés à l'art de guérir ?

Le titre de docteur s'applique au récipiendaire qui

le demande, et l'acquiert suivant le mode de sa réception, par des frais pécuniaires plus considérables que ceux exigés du récipiendaire de la seconde classe; d'où suit que les médecins de la première classe ont le droit d'exercer dans toute l'étendue de la France, tandis que les médecins de la seconde classe sont circonscrits dans le département dans lequel ils se sont fait recevoir. Néanmoins il y a parité entre les médecins des deux classes, relativement à leurs fonctions, n'ayant également qu'un seul point de départ, l'homme en santé; d'où dérive l'usage judicieux de désigner simultanément par le nom générique de médecin les personnes qui exercent la médecine, n'importe à quelle classe elles appartiennent. Ainsi la loi confère aux deux classes de médecins qu'elle a établies, le pouvoir d'exercer la médecine dans sa plénitude.

Maintenant comment concilierons-nous ce principe du pouvoir d'exercer la médecine dans sa plénitude dévolu aux deux classes de médecins établies par la loi du 19 ventose an XI, avec l'esprit de l'article 27 de la loi du 21 germinal an XI, titre 4, où sont des restrictions à l'égard des médecins surnommés officiers de santé, concernant la partie de l'art de guérir nommée pharmacie?

Ces restrictions contradictoires du principe fondamental ci-dessus exposé, contre la seconde classe de médecins, est un contre-sens choquant qui offre à la malveillance une pomme de discorde, comme je le démontre ci-dessous ; car si, tel que le supposent les apothicaires, la loi du 21 germinal an XI entend séparer l'exercice de la pharmacie de l'exercice de la médecine, pour concéder la confection des médicamens aux apothicaires, à l'exclusion des médecins, alors cette loi doit être abrogée, comme étant une monstruosité, établissant un obstacle funeste aux découvertes subséquentes et aux succès de l'art de guérir, portant un grand préjudice à l'humanité souffrante; cette loi offre un contre-sens déplorable, entravant à chaque instant le médecin dans l'exercice de sa profession, en livrant aux apothicaires, au gré de leurs desseins usurpateurs, le pouvoir insensé d'interdire les médecins, d'où il ne peut résulter que des vexations, telles, qu'entre mille, j'en offre ci-après, en ma personne, un des exemples.

L'article 27, titre 4 de la loi du 21 germinal an XI, est une restriction, dira-t-on, contre la seconde classe de médecins, qui s'y trouvent nominalement désignés sous le nom d'officiers de santé, parce que ceux de la première classe n'y étant pas nominativement désignés, n'en sont aucunement passibles... Pourquoi cette différence? pourquoi ce contre-sens? car les docteurs et les officiers de santé, ou, ce qui revient au même, les médecins des deux classes ayant le même point de départ (*l'homme en santé*), doivent courir la même carrière avec les mêmes prérogatives; et les réglemens faits pour les personnes qui exercent la pharmacie isolément aux autres parties de la médecine, et contre ceux qui sont étrangers à l'art de guérir, ne peuvent établir de restrictions contradictoires du principe fondamental, donnant le pouvoir d'exercer la médecine dans sa plénitude aux deux classes de médecins, établies par la loi précitée du 19 ventose an XI.

J'ai dit ci-dessus que j'offrois, en ma personne, un des exemples des vexations qu'osent se permettre les apothicaires. Le récit suivant éclaircira le fait.

Il y a cinquante ans, n'étant encore qu'élève en chirurgie, que j'imaginai de déguiser l'aspect dégoutant et la saveur nauséabonde des drogues purgatives, sous la forme gracieuse et le goût d'un Biscuit, procédé qui plut au public, et acquit bientôt une telle vogue, qu'il excita depuis et jusqu'à présent la cupidité des contrefacteurs. (*Voy.* pag. 42.)

Cette invention, constamment salutaire et toujours recherchée, est néanmoins devenue un objet de discorde et la source des chicanes que m'ont suscitées les apothicaires qui se sont dit que la vogue permanente de mon Biscuit-Médicinal leur portoit préjudice, en diminuant leur débit de manne, séné, rhubarbe et autres drogues purgatives, auxquelles le public substituoit préférablement, dans tous les cas possibles, mondit Biscuit-Médicinal, en raison des avantages qu'il recueilloit de cette juste préférence. D'après ce, les apothicaires résolurent de s'en approprier le débit exclusif, et de m'en interdire la confection, sous le subterfuge des réglemens de la pharmacie. Quelques uns crurent parvenir plus promptement à cette fin, en provoquant et en concourant, *en suppôts de police*, à la violation de mon domicile où, depuis vingt ans, à plusieurs reprises, ils ont exercé des visites, sous prétexte que j'étois en contravention aux règlemens concernant la police de la pharmacie; mais, dans la réalité, pour m'en imposer, surprendre ma recette, et spolier ma propriété. (*Voyez* page 41 et suiv.)

Ainsi, sous le subterfuge des règlemens concernant la pharmacie, les apothicaires prétendent dicter des ordres aux médecins, circonscrire leurs fonctions, en leur faisant défendre toute main-d'œuvre pharmaceutique, même d'avoir, de précaution, des substances médicinales chez eux.

Cette prétention illégale et impertinente des apothicaires, si contraire aux droits et pouvoirs naturels des médecins, d'exercer l'art de guérir dans sa plénitude, m'oblige à reproduire ici des vérités que les apothicaires ne doivent point perdre de vue, afin d'se conduire, sinon avec reconnoissance, au moins avec retenue et décence envers les médecins.

Parce que, par une apathie très-imprudente, les médecins souffrent que les apothicaires les supplantent dans leurs fonctions, ces derniers (les apothicaires) se croient dispensés de mettre des bornes à leur ambition, jusqu'à entreprendre de faire impunément la loi aux médecins! Les apothicaires ne sont-ils plus les aides subalternes des médecins? Les docteurs ne peuvent-ils plus réduire ces enfans ingrats, orgueilleux et parjures, tel qu'ils l'ont fait dans le commencement du dix-septième siècle, en n'ordonnant à leurs malades que des remèdes simples? Pourquoi, en 1631, les apothicaires ont demandé grâce à la Faculté, et ont signé un règlement par lequel ils reconnoissent les médecins pour leurs pères et bons maitres, et se sont obligés de prêter serment de leur porter honneur et respect.

Puisse le souvenir de ce serment les rendre désormais plus circonspects! car leur conduite répréhensible, en éveillant l'attention des médecins, pourra, tôt ou tard, les tirer de leur honteuse apathie, et les engager enfin à confesser et à démontrer publiquement que l'institution des apothicaires a été suggérée par la paresse, l'inhumanité et quelques vues d'intérêts particuliers à leurs devanciers dont, très-inconsidérément, on a moutonnièrement et trop long-temps conservé l'abus

Toutefois, à considérer la chose judicieusement, l'abus de l'existence prolongé jusqu'à présent des apothicaires ne dépossède pas les médecins laborieux du manuel pharmaceutique, parce que ce travail est inhérent à l'exercice de la médecine, et qu'aucune loi raisonnable ne peut le leur interdire. Ci suivent, à ce sujet, des autorités irréfragables qu'on

ne sauroit trop souvent reproduire, pour l'instruction et l'intérêt universel.

« Les premiers qui consacrèrent leurs veilles et
» leurs travaux au soulagement de l'humanité souf-
» frante, s'occupoient également de la connoissance
» des maladies, de la préparation des remèdes et de
» leur application. »

(A. Baumé. *Introduction aux Élémens de
Pharmacie*, 7ᵉ édition, pag. 1.)

« Chez les anciens, les médecins faisoient eux-
» mêmes la pharmacie.
» En Chine, les médecins ont le même usage. »

(Cadet de Gassicourt. *Dict. des Sciences
médicales*, tom. II, pag. 248.)

« Jusqu'au douzième siècle, les médecins prépa-
» roient eux-mêmes les médicamens, comme Hip-
» pocrate l'avoit fait, comme Galien le faisoit lui-
» même en son officine, à Rome. »

(Viret, docteur médecin, *Dict. des Sciences
médicales*, tom. XI, pag. 173 et 174.)

« Chez les Égyptiens, les Grecs et les Romains,
» l'art de guérir comprenoit tous les moyens externes
» et internes. La chirurgie et la pharmacie se con-
» fondoient avec la médecine. »

(Cadet de Gassicourt, *Dict. des Sciences
médicales*, tom. XLI, pag. 206)

« La science de l'homme malade constitue un
» tout indivisible.

» L'étendue de la science ne justifie point les
» limites arbitraires que l'on a voulu tracer entre
» les diverses parties. »

(A. Richerand, professeur de la Faculté
de Médecine de Paris. *Grand Dict. des
Sciences médicales*, tom. V, p. 81 et 82.)

« La médecine, la chirurgie et la pharmacie
» doivent être considérées comme trois élémens
» d'une science unique, comme trois auxiliaires qui
» ne peuvent exister l'une sans l'autre, comme trois
» tiers d'un même tout. »

(M. Lanthois, docteur-médecin. *Discours
sur l'Histoire de la Médecine*, pag. 75.)

« L'arbre de la science, qui du sein d'Epidaure,
» Va répandre ses fruits du couchant à l'aurore,
» Croît sur un tronc unique, et ses rameaux sacrés,
» En des faisceaux épars ne sont point séparés ;
» La nature, en formant leur antique alliance,
» A dans leur union placé leur bienfaisance. »

(*Médecine vengée*, fin du IIIe chant, édit.
de 1819.)

« La science qui apprend à connoître et à traiter
» les maladies, offre un tout indivisible dans son

» étude; elle tend à son but par trois sortes de
» moyens distincts, sous les noms de diététiques, de
» chirurgie et de pharmacie, dont l'alliage, indis-
» pensable dans l'enseignement, est inévitable dans
» la pratique. »

(A. Richerand, professeur de la Faculté de médecine de Paris. *Génie de l'Art*, p. 30.)

« Pour être assuré de bien guérir les malades,
» tout praticien qui a leur santé à cœur, et qui
» n'administre pas des remèdes au hasard, ne doit
» jamais faire usage d'aucune préparation ou compo-
» sition qu'il n'ait pas préparée lui-même. »

(F. Swédiaur, docteur-médecin, *Traité des
Maladies*, t. II, p. 351.)

IDÉES

*D'amendemens aux lois concernant l'exercice
de l'art de guérir.*

MOTIFS

Désirant qu'il soit remédié aux vaines et nuisibles
distinctions qui isolent, comme étrangères les unes
des autres, les personnes qui cultivent et professent
la médecine; voulant réunir les diverses branches
de cette science, dont des hommes plus spécieux que
sensés ont insinué le morcellement, arrête ce qui
suit :

1°. La science de l'homme constitue un tout indivisible, et les différentes parties qui composent l'art de guérir sont inséparables dans l'exercice de la médecine.

2°. Désormais le terme générique de *médecin* sera le seul par lequel on désignera celui qui, en vertu de diplôme, exerce la médecine, tel qu'il est dit ci-après, art. 3.

3°. Celui qui, en qualité de médecin, consacre ses veilles et ses travaux au soulagement de l'humanité souffrante, s'occupe également de la connoissance des maladies, de la préparation des remèdes et de leur administration tant intérieure qu'extérieure.

4°. Le médecin est fondé à se faire payer le prix des médicamens qu'il a ordonnés, faits et fournis, de même qu'à recevoir des honoraires pour visites et opérations.

5°. Il est constant que la pharmacie est une branche de l'art de guérir inhérente à l'exercice plein et entier de la médecine.

6°. La qualité de médecin, légalement conférée, réunit tous les pouvoirs relatifs à l'art de guérir.

7°. Les réglemens relatifs à la police de la pharmacie, concernent seulement les apothicaires et les personnes qui n'ont point titre à l'exercice de la médecine, pourquoi il est expressément défendu de troubler l'indépendance et le libre exercice d'aucun médecin, sous le subterfuge des susdits réglemens de police concernant la pharmacie.

ATTENTE DÉJOUÉE

ET DÉCLARATION.

—

L'AUTORITÉ n'a de force réelle qu'alors qu'elle parle à la conscience, et qu'elle ne commande que des choses raisonnables.

Le décret du 18 août 1810, exigeant la publication des découvertes médicinales, dont la confection n'étoit pas vulgaire, donnoit à plusieurs intrigans l'espoir d'une abondante moisson ; car spolier les travaux d'autrui, est chose lucrative et plus facile que d'acquérir par des voies légitimes, ou par un travail opiniâtre. Mais, pour cette fois, l'attente des malins fut déjouée, parce que la plupart des auteurs et des possesseurs de remèdes particuliers n'accédèrent pas aux propositions avancées par ledit décret.

Cependant ceux qui convoitoient la publication des remèdes secrets crurent obvier à leur désappointement, et provoquer cette tant désirée publicité par des insultes, en répétant emphatiquement cette sentence banale des impertinens : *Il n'appartient qu'aux charlatans de tenir leurs procédés secrets.*

Pas de doute que ces soi-disant charlatans eussent au contraire été proclamés les meilleures personnes du monde, du moment où ils auroient indiscrètement fait l'abandon de leur arcane au profit des spoliateurs qui le convoitoient. Sur cela, j'ai manifesté mon opinion en tête du Mémoire que j'ai eu l'honneur d'adresser à S. Exc. le ministre de l'intérieur, le 5 novembre 1810, où je me suis exprimé dans les termes suivans :

« Gardons-nous de dévoiler légèrement les » remèdes que l'expérience démontre bons, et » que la confiance des gens du monde a juste-» ment respectés et accrédités; ce seroit les » exposer aux sophismes de l'ignorance, de la » puérilité, de la mauvaise foi, et ruiner pour

» le présent et l'avenir le bien qui résulte de
» leur usage. »

Telles sont les raisons qui m'engagent à tenir secrets ceux de mes remèdes dont je ne juge pas devoir publier les recettes.

DÉCLARATION.

Je soussigné, *Michel-Pierre* Le Pelletier, ancien chirurgien, médecin-consultant, patenté et domicilié à Paris, place de l'Ecole, n° 4, attenant au quai de l'Ecole, près le Pont-Neuf, quartier du Louvre, désirant, par la présente, garantir le public d'être dupe et victime de la fraude des contrefacteurs, dont plusieurs se disent mensongèrement possesseurs de quelques unes de mes recettes, et des fourbes qui, plus tard, oseroient se servir de la même ruse ; je déclare qu'après mon décès, mes héritiers légitimes seront copropriétaires des FORMULES AUTOGRAPHES dont je suis l'auteur, ayant, dans ce dessein, spécialement initié et rendu adeptes lesdits héritiers, afin qu'ils puissent, à l'exclusion de tout autre individu, comprendre la rédaction des recettes que j'ai soigneusement rendues indéchiffrables pour les autres personnes, entre les mains desquelles mesdites recettes pourroient fortuitement arriver; ayant conséquemment voilé et rendu incompréhensibles le mode de fabrication et la proportion des substances qui constituent particulièrement ceux qui sont indiqués dans le répertoire intitulé : *Eveil à l'attention universelle*, et dans le présent ouvrage; en vertu de quoi j'ai de nouveau publié la présente déclaration.

A Paris, le 1er janvier 1827.

M. P. LE PELLETIER,

Ancien chirurgien, médecin-
accoucheur et consultant.

LE NORMANT FILS, IMPRIMEUR DU ROI,
Rue de Seine, n° 8.

TABLE ANALYTIQUE,

OU

IDÉE SOMMAIRE DES PRINCIPAUX SUJETS

TRAITÉS DANS L'OUVRAGE INTITULÉ :

R DE LA VIE,

EXPOSANT

LES PROCÉDÉS DE MÉDECINE ESSENTIELS,

A LA PORTÉE ET A L'USAGE DE TOUT LE MONDE,

Pour entretenir la santé, la rétablir quand elle est intervertie et prolonger la durée de la vie.

AVEC CETTE ÉPIGRAPHE :

« Quelle est la bonne mère de famille, et
» Quelles sont les personnes sensées qui ne
» s'empressent de se mettre en possession
» d'un exemplaire du *Trésor de la Vie*,
» puisqu'il a pour objet, universellement
» intéressant, la santé, sans laquelle on ne
» peut jouir des dons de la fortune, des bon-
» heurs et des plaisirs ? »

PAR M. P. LE PELLETIER,

Chirurgien-Accoucheur et Médecin-Consultant, auteur de plusieurs
Ouvrages relatifs à l'art de guérir, etc.

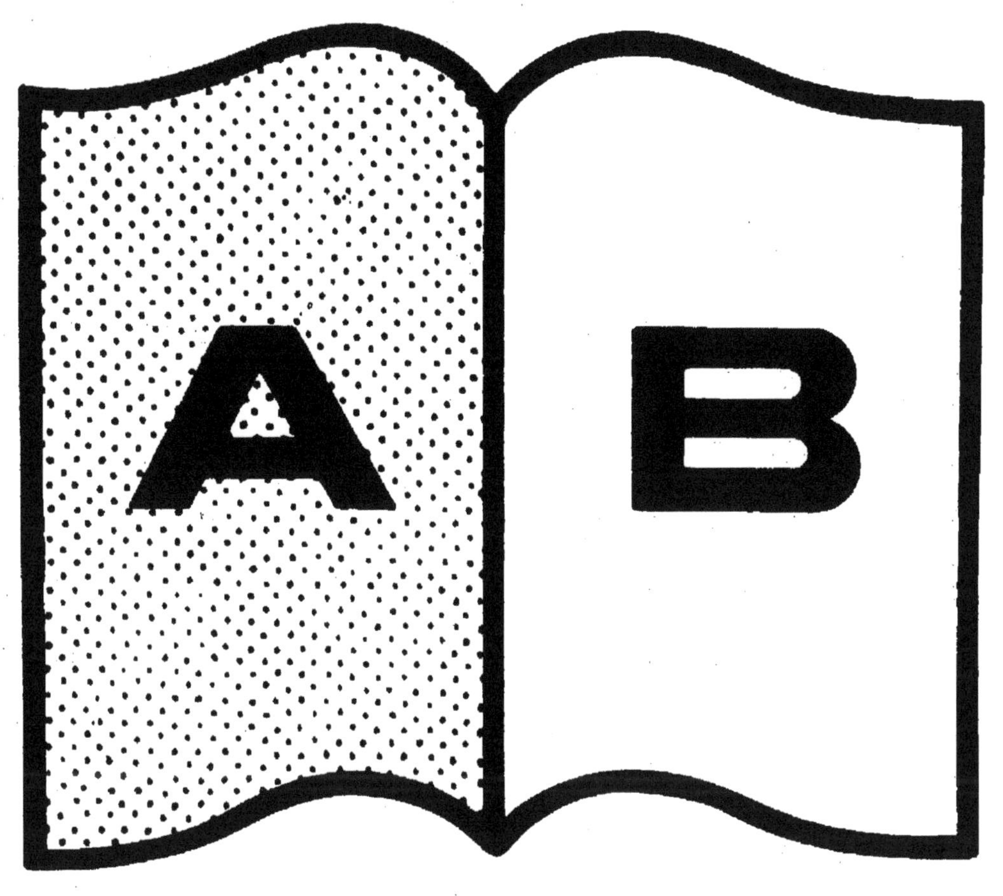

Contraste insuffisant

NF Z 43-120-14

www.ingramcontent.com/pod-product-compliance
Ingram Content Group UK Ltd.
Pitfield, Milton Keynes, MK11 3LW, UK
UKHW022233120726
13694UKWH00002B/819